Ciao Magersucht!

Wie auch du deine Essstörung besiegen kannst

Annika Schraud

Erstauflage: 2019
ISBN: 9781686130793
Imprint: Independently published

Umschlaggestaltung, Illustration: Annika Schraud
Verlag: Indepen[illegible]lished (Annika Schraud)

Annika Schrau[illegible]
Am Schwarzen[illegible]
97078 Würzburg
E-Mail-Adresse: annikaschraud@outlook.de

Dieses Buch ersetzt keine Psychotherapie. Die Fragen sind auf Basis von eigener Erfahrung entstanden und wurden teilweise nicht nach wissenschaftlichen Standards zertifiziert.

Ich habe mich bemüht, alle Rechteinhaber ausfindig zu machen und diese zu honorieren. Sollte mir das in einem Fall nicht möglich gewesen sein, werde ich begründete Ansprüche selbstverständlich erfüllen.

Mein Instagram-Account:

https://www.instagram.com/annikaschraud/

https://www.instagram.com/ciaomagersucht/

Für alle, die leben wollen.

„Für mich ein Stück Lebensfreude, bitte." Die Bedienung hat ein Grinsen im Gesicht und sagt im Weggehen zu mir: „Das wollen sie alle haben. Doch Lebensfreude gibt es nicht zu kaufen. Lebensfreude musst du dir selbst backen. Ganz ohne Rezept und ohne Anleitung. DU bist der Konditor deiner Lebensfreude."

17. August 2015

5:17 Uhr – Ich liege hellwach in meinem Bett. Neben mir schläft friedlich meine kleine Schwester. Im Bett gegenüber liegen meine Großeltern. Der Rest der Familie wurde in einem anderen Appartement untergebracht.

5:32 Uhr – Meine Gedanken spielen verrückt.

Wie viele Tage muss ich hier noch verbringen?

Wie viele Minuten muss ich noch warten, bis die anderen wach werden?

Noch drei Stunden und 28 Minuten bis es die nächste Mahlzeit gibt.

Wie soll ich diese Zeit nur überleben?

Ich wünschte, es wäre wieder Abend.

Ich will nur noch schlafen.

Halt! Ich muss diesen Tag überstehen.

Ich muss hier raus – Ich muss mich bewegen!

5:36 Uhr – Die Uhr an meinem Handgelenk blinkt auf: „Aktivitätserinnerung“

5:37 Uhr – Draußen sind es sicher schon 20 Grad, aber mir ist trotz des langen Schlafanzuges kalt. Leise schleiche ich mich ins Badezimmer, vorbei an dem Bett meiner Großeltern. Nachdem ich die Tür zum Badezimmer hinter mir verschlossen habe, blicke ich in den Spiegel.

Irgendetwas gefällt mir überhaupt nicht.

Habe ich etwa über Nacht zugenommen?

Warum ist mein Bauch plötzlich so dick?

Das kann nicht sein! Ich habe gestern doch nicht sonderlich mehr gegessen.

Von den paar Pilzen und Tomaten nimmt man doch nicht so viel zu!

Ich muss mich irgendwie wiegen.

5:45 Uhr – Ich liege wieder in meinem Bett.

Warum kann die Zeit nicht schneller vergehen?

Noch drei Stunden und 15 Minuten.

5:50 Uhr – Ich gehe im Kopf alle Speisen durch, die es am Frühstücks-, Mittags- und Abendessenbuffet gibt.

Wenn ich heute anstelle der angemachten Salate nur Tomaten esse, kann ich nochmal mehr Kalorien einsparen als gestern. Nur so kann ich sichergehen, dass ich auch wirklich nicht zunehme.

Hätte ich schon gestern mehr Kalorien eingespart, könnte ich heute mehr essen.

Aber nein, ich musste ja wieder so viel essen.

Wobei - ich bin im Urlaub. Sollte das nicht eigentlich okay sein, wenn ich etwas zunehme?

Nein, definitiv nicht. Ich bin nicht so wie alle anderen, die sich irgendwelche Ausreden suchen, um zuzunehmen. Ich brauche das nicht. Ich kann selbst im Urlaub abnehmen. Man muss es nur wollen und wissen wie.

7:30 Uhr - Endlich wacht meine Schwester auf.

Wird auch mal Zeit.

7:40 Uhr – Ich ziehe mich an und renne zum Appartement meiner Eltern. Vor dem Frühstück will mein Vater mit mir auf dem Laufband des Fitnessraumes noch etwas laufen. Jede Zelle meines Körpers ist erschöpft und ausgelaugt. Ich fühle mich überhaupt nicht fit, aber ich bin bereit. Bereit, alles zu geben.

8:00 Uhr – Meine Beine schlafen mir beim Joggen ein.

Jetzt nur nicht schlapp machen, Annika.

Es ist ganz normal, dass ab und zu mal die Gliedmaßen einschlafen, da hat sich sicher ein Nerv eingeklemmt.

Du musst schneller laufen, dann geht das wieder weg.

Oder sollte ich doch herunter vom Laufband?

Ach Quatsch. Ich gebe doch jetzt nicht auf.

Ich bin gerade so gut in Fahrt gekommen.

Papa läuft viel schneller als ich. Er läuft 16 km/h.

Ich muss mein Laufband auch noch schneller stellen.

Er verbrennt sicher viel mehr Kalorien als ich.

Ich habe eh nicht mehr lange Zeit, dann gibt es Frühstück.

Was es heute nur geben wird?

Ich muss so viele Kalorien wie möglich verbrennen, falls ich nachher zu viel esse.

Sicher ist sicher.

254 Kalorien bisher verbrannt.

Das zeigt zumindest das Laufband an.

Es ist nicht auf mein Gewicht und meine Größe eingestellt, also sind es sicher viel weniger Kalorien.

Oh Mann, das sind viel zu wenige Kalorien.

Ich muss mehr verbrennen.

Hoffentlich sind die anderen schon fertig mit dem Essen, wenn wir kommen.

Sonst nörgeln die nur wieder über mein Essen. Die haben ja keine Ahnung.

Ein bisschen schneller kann ich schon noch laufen.

Nachher kann ich mich ja lange genug am Pool ausruhen.

Auf geht's Annika. Lauf schneller.

8:50 Uhr – Am Frühstücksbuffet. Ich suche mir einen Platz, der etwas abgelegen von meinen Eltern ist, damit sie nicht sehen können, was ich mir zu essen hole.

Auf meinem Teller befanden sich Mais, Pilze, Bohnen, Zwiebeln und Tomaten.

Ein Kaffee, aber ohne Milch oder Zucker. Schwarz. Perfekt.

Kalorienärmer hätte ich das nicht hinbekommen.

Das ist doch mal ein gesundes Frühstück.

9:00 Uhr – Ich nehme den Platz gegenüber meines kleinen Bruders ein.

So, jetzt muss ich versuchen, dass ich so schnell wie möglich esse, damit ich meine Auswahl nicht rechtfertigen muss.

Sonst kommen wieder irgendwelche Kommentare von Mama und Papa – die haben ja keine Ahnung.

9:30 Uhr – Am Pool: Meine Eltern und Großeltern suchen sich ein schattiges Plätzchen auf der Liege.

Ich lege mich jetzt sicher nicht auf eine Liege.

Kein Wunder, dass alle Menschen im Urlaub dick werden, wenn sie sich den ganzen Tag nicht bewegen.

Ich geh rutschen – das macht Spaß und ich verbrenne viel mehr Kalorien als wenn ich hier liege.

„Herumliegen kann man auch zuhause", wie Papa immer sagt.

Ich habe schließlich nicht jeden Tag die Möglichkeit so viele Kalorien zu verbrennen.

Noch zwei Stunden und 30 Minuten bis es wieder Essen gibt.

Hoffentlich geht die Zeit schnell vorbei.

Ich habe irgendwie schon wieder Hunger.

Nein, nein, das kann nicht sein, ich habe genug gefrühstückt.

Alle 30 Minuten gehe ich auf die Toilette, um im Spiegel zu sehen, wie mein Bauch aussieht.

11:40 Uhr – Ich komme vom Rutschen zurück zu den Liegen. Mein Rücken und meine Hüfte sind blau und aufgeschürft. Die Knochen ragen zu weit heraus, um dies zu vermeiden.

Noch 20 Minuten bis es Essen gibt.

Was wird es beim Mittagessen geben?

Gibt es die gleichen Gerichte wie gestern?

Hoffentlich gibt es eine große Auswahl an Gemüse und Salat.

Hoffentlich muss ich keinen Nachtisch essen.

Wenn jemand auf die Idee kommt, dass ich einen Nachtisch essen soll, dann...

Das kriege ich schon hin. Ich muss keine unnötigen Kalorien an einen Nachtisch verschwenden. Ich esse hier ja eh schon genug.

12:00 Uhr im Speisesaal: Wir suchen uns einen Sitzplatz. Vor dem Essen muss ich noch schnell zur Toilette, um nochmal schnell in den Spiegel zu schauen.

Heute gönne ich mir mal ein paar Pilze mehr. Ich bin schließlich ordentlich viel gerutscht. Der Körper braucht schließlich Energie und Gemüse ist zudem noch gesund.

12:30 Uhr – Ich bin voll.

Zum Glück konnte ich mich vor dem Nachtisch drücken.

13:00 Uhr – Zurück am Pool

Noch fünf Stunden bis es wieder Essen gibt.

Das ist eine ganz schön lange Zeit.

Hoffentlich bekomme ich in dieser Zeit keinen Hunger.

Was könnte ich essen, wenn ich Hunger bekommen sollte?

Was wird es zum Abendessen geben?

Wie oft muss ich die Rutsche hinaufrennen, um alle Kalorien zu verbrennen, die ich heute schon aufgenommen habe?

Ich muss mindestens so viele Kalorien verbrennen wie ich gegessen habe - besser mehr.

Bei meinem niedrigen Körpergewicht ist mein Verbrauch eh schon so niedrig.

Ich muss mich mehr bewegen als alle anderen.

Kann ich heimlich nochmal ins Fitnessstudio gehen?

Wenn ich noch schneller die Treppe hinaufrenne, verbrenne ich noch mehr Kalorien.

17:00 Uhr – Ich komme erschöpft zurück zu unseren Liegen. Viel zu oft und viel zu schnell bin ich die Rutschen hinaufgerannt. Mein Rücken und meine Hüften sind voller blauer Flecken und Schürfwunden. Bei jedem Rutschen merkte ich, wie sich die Knochen mehr durchscheuern.

Annika, du hättest noch viel schneller und viel öfter rutschen können.

Warum gehst du jetzt schon zurück zu den Liegen?

Du verschwendest wertvolle Zeit.

Du musst dich bewegen und Kalorien verbrennen.

Annika, keine Müdigkeit vortäuschen!

Bewege dich!

Bald gibt es Abendessen und du musst wieder etwas essen.

Du musst es dir verdienen!

Wie kann ich in dieser Stunde nochmal alles geben?

Ich muss zurück ins Wasser!

18:00 Uhr - Abendessen

Das Übliche, Gemüse und Salat.

Waren das jetzt zu viele Kalorien?

Hat die Olive zu viel Fett?

Wie kann ich diese unnötigen Kalorien wieder abtrainieren?

Wie viel muss ich mich für diese Olive zusätzlich bewegen?

Morgen gibt es schon wieder Buffet. Ich habe heute viel zu viel gegessen.

Ich habe versagt...

19:00 Uhr - Abendspaziergang

Gott sei Dank, wir bewegen uns.

Wie kann ich die anderen überzeugen, dass wir nochmal eine Extrarunde drehen?

Ich muss heute noch mehr laufen, sonst schaffe ich es nicht, ein Kaloriendefizit zu erreichen. Ich muss viel mehr verbrennen als ich aufgenommen habe, sonst nehme ich zu.

Was ist, wenn ich morgen einen Nachtisch essen muss?

Ich muss mich mehr bewegen, sonst nehme ich zu. Am besten ich esse morgen noch weniger.

Ich habe mir ja heute schon sehr viel vom Buffet geholt. In den nächsten Tagen sollte ich mal einen Gang herunter schalten.

Annika, geh schneller, nachher liegst du noch lange genug im Bett.

22:00 Uhr – Schlafenszeit. Ans Schlafengehen ist leider noch nicht zu denken. Mein Bauch schmerzt zu arg von den vielen Pilzen, die ich gegessen habe. Meine Gedanken wollen keinen Halt machen.

Das hast du davon Annika, dass du so viel gegessen hast.

Hättest du weniger gegessen, hättest du jetzt keine Bauchschmerzen. Selbst daran schuld.

Schau dir deinen Bauch an. Er ist viel zu groß und zu voll. Das ist ja nicht mehr schön.

24:00 Uhr – Ich liege noch immer hellwach im Bett. Meine Schwester neben mir schläft schon tief und fest.

Mir ist kalt.

Meine Arme und Beine schlafen ständig ein.

Annika, du musst schlafen!

Halt – was esse ich morgen zum Frühstück?

Kann ich noch mehr Kalorien einsparen?

Noch acht Stunden bis zum Frühstück.

Wie soll ich diese Nacht nur überleben?

Hungrig und doch gesättigt

Nun bin ich gesättigt von den energieraubenden Gedanken. Gesättigt von all dem Leid, das ich den Menschen um mich herum und mir selbst zugefügt habe. Jetzt sind meine Energiespeicher wieder prall gefüllt. Sie können nun größere Mengen an Energie und Lebensfreude speichern als je zuvor. Ich verfüge jetzt über ein Upgrade, ein neues Level.

Diese Energie ist stärker als je zuvor. Sie ist in mir wie ein Feuer, das mich antreibt. Es lodert in mir und mein Ziel ist es, die Funken an andere überspringen zu lassen, nach vorne zu schauen, meine Ziele zu erreichen und meine Passion an andere weiterzugeben. Ich bin hungrig, hungrig nach Leben. Meine Persönlichkeit ist stark, so stark wie nie zuvor. Verglichen mit anderen ist sie vermutlich „klein", doch vergleichen muss ich mich nicht, denn ich habe meine eigene Geschichte und meine eigene Biografie, ein Leben, das noch nie zuvor jemand so erlebt hat wie ich selbst. Ich bin die Einzige, die weiß, wie sich die bisher dunkelste und kälteste Zeit meines Lebens angefühlt hat. Ich bin die Einzige, die an meinen Gedankengängen teilhaben durfte und sich intensiv mit sich selbst auseinandergesetzt hat.

Hast du ein Problem?

80 Prozent der Menschen, die du kennst, interessieren sich nicht für deine Probleme. Es ist ihnen gleichgültig, ob du eine schwere Kindheit oder ein traumatisches Erlebnis hattest, das dich belastet. Und die übrigen 20 Prozent? Die freuen sich oder wünschen dir sogar, dass du kein leichtes Leben hast.

Doch es gibt Hoffnung!

Denn es existiert eine Person in deinem Leben, die sich wirklich um dich sorgt. Sie ist immer bei dir, wenn du sie brauchst. Nur sie kann dich aus Problemen herausholen und dir helfen, das aus deinem Leben zu machen, was du dir wünschst. Diese Person musst du allerdings erst einmal wahrnehmen. Du musst wahrnehmen, dass du selbst diese Person bist. Du bist diejenige oder derjenige, der/die sich lieben und akzeptieren muss, aber gleichzeitig auch kämpfen muss, damit er/sie stark ist und die Kontrolle über ihr/sein Leben bekommt. Kontrolle über ein Leben. Um genau zu sein, dein Leben. Davon hast du genau eines. Leben bedeutet Entscheidungen treffen, Verantwortung übernehmen und eigenständig sein. Drei Dinge, die mir die Magersucht nahm. Und trotzdem bin ich aus heutiger Sicht dankbar für diese Erfahrung.

Ich bin krank

Ich litt an Magersucht, Anorexia nervosa. Diese Krankheit ist mehr als eine „Körperschemastörung“, sie ist eine Zwangsstörung. Der Kopf ist das steuernde sowie das leidende Organ zugleich. Die Gedanken sind Austragungsort der Überlebensschlacht. Es ist mehr als die Angst dick zu werden, wenn man etwas isst. Zu dünn können Betroffene sich nicht finden, allenfalls recht schlank. Man fühlt sich gut, wenn andere essen und man selbst nicht. Es gibt ständig Auseinandersetzungen mit Familie und Freunden.

Jede Essstörung ist anders, aber fast keine hat direkt mit dem Essen zu tun. Sie ist eine Sucht, wie ein eifersüchtiger Partner. Sie fordert deine volle Aufmerksamkeit, deine gesamte Energie und zuletzt übernimmt sie die Kontrolle über dein komplettes Leben. Sie laugt dich aus. Du leidest, du weinst, du isolierst dich von der Außenwelt und trotzdem kannst du dich nicht von ihr trennen. Sie ist immer da. Ihre Existenz wird Gewohnheit. Die Trennung scheint unmöglich. Da ist Angst alleine zu sein und keinen Halt zu finden. Das einzige, was dir noch Halt gibt, ist der Hunger. Du gibst alles dafür, diesen zu erhalten. Er ist immer da und du kannst ihn jederzeit hervorrufen. Das gibt Sicherheit und Kontrolle. Die Essstörung ist dir vertraut. Man kennt es nicht mehr anders. Die Krankheit ist Teil deines Lebens, deiner Persönlichkeit. Die Essstörung ist deine Identität.

Dein Körper wird langsam weniger. Er reduziert sich auf das Nötigste, auf ein Minimum. Gefühle werden weniger, können besser weggedrückt werden. Das Körpergewicht wird weniger und mit ihm schwindet verletzliche Angriffsfläche. Es ist viel einfacher, sich auf Lebensmittel und Nährwerttabellen zu konzentrieren als sich mit unkontrollierbaren Problemen auseinandersetzen zu müssen. Man verliert nicht nur Gewicht, sondern vielmehr sich selbst. Man verliert den Sinn des Lebens.

Doch Magersucht ist nicht gleich Magersucht. Jede Magersucht hat eine Funktion, basierend auf bestimmten Ursachen. Diese gilt es herauszufinden und zu verstehen. Als ich meine Magersucht verstand, wurde mir auch klar, wie ich wieder gesund werden kann. Doch es erwies sich als langwieriger Prozess aus der Komfortzone Magersucht auszubrechen, da ich vollständig die Kontrolle über mein eigenes Leben verloren hatte.

Die Ursachen für Magersucht können vielfältig sein. Soziale, gesellschaftliche oder psychische Faktoren können die Krankheit bedingen. In der Klassengemeinschaft kann Mobbing eine entscheidende Rolle spielen. Modetrends, Werbung und andere mediale Einflüsse können sich auf die Unzufriedenheit mit dem eigenen Körper auswirken. Darüber hinaus können traumatische Ereignisse wie sexuelle Gewalt oder Todesfälle ursächlich wirken. Besonders gefährdet sind Jugendliche in der Pubertät. Sie sind nicht unbedingt bereit für körperliche Veränderungen wie die Gewichtszunahme. Durch das Abnehmen kann die kindliche Figur beibehalten werden. (Petermann, Vorbeek: Essstörung bei Jugendlichen vorbeugen, 2015)

Was genau bei mir die Ursache war, ist schwer zu sagen. Viele verschiedene Einflüsse hatten Anteil an meinem psychischen Zustand: Familie, Gleichaltrige, Leistungsdruck, Pubertät, Ansehen und meine Identitätsfindung. Eine besondere Rolle spielte darüber hinaus vermutlich mein Ehrgeiz. Wie viele andere Betroffene war ich ein sehr perfektionistischer Mensch, der sein Selbstwertgefühl über das Erreichen bestimmter Leistungen definiert hat. Auf jedem Fall nahmen die essgestörten Gedanken Einzug in meinen Kopf und wurden mein ständiger Begleiter.

Wie alles begann

Wir schreiben das Jahr 2015.

Ich war ein normaler Teenager, zu diesem Zeitpunkt 14 Jahre alt und wohnte mit meiner Familie in einem Dorf. In unserem Haus wohnten neben meinen Eltern meine drei kleineren Geschwister, zwei jüngere Brüder und eine Schwester. In meiner Freizeit beschäftigte ich mich zu dieser Zeit viel mit dem Thema Musik. Mehrmals in der Woche übte und probte ich alleine oder mit der Kapelle für die nächsten Auftritte. Nebenbei tanzte ich in einer Marschgarde und trainierte mehrere Stunden in der Woche Leichtathletik in einem Verein. Außerdem engagierte ich mich in der Freiwilligen Feuerwehr und leistete viele Jahre Ministrantendienst in unserer Pfarrgemeinde. Durch die verschiedenen Aktivitäten innerhalb des Dorfes und im Vereinen, in der Musikschulen und in der Kapelle hatte ich viele Anschlussmöglichkeiten, die mir halfen, mich gut zu integrieren.

Dass ich früh einen weiblichen Körper bekam, merkte man an meiner Periode, die bei mir schon mit 12 oder 13 Jahren einsetzte. Mein Körper entwickelte sich immer mehr zu einem Frauenkörper. Durch den regelmäßigen Sport bekam ich immer mehr Muskeln an meinen Beinen und Armen. Im Alter von 14 Jahren wog ich ungefähr 52 kg bei einer Größe von 163 cm. Das ist ein BMI von 19,6. Das entspricht dem Idealgewicht.

Ich kann mich noch genau erinnern, dass wir in der Unterstufe im Fach Deutsch eine Dokumentation über Magersucht und Bulimie angesehen haben und ich meiner besten Freundin zu meiner linken Seite ins Gesicht grinste und meinte:

„Haha, das kann mir nie passieren, ich esse vieeeel zu gerne."

Ähnliche Worte hörte ich nach kurzem Lachen auch von ihr. Zu diesem Zeitpunkt konnte ich noch nichts, wirklich überhaupt nichts mit dem Thema „schlank sein wollen" anfangen. Ich war immer recht schlank und musste mir keine Gedanken über den hohen Süßigkeitenkonsum machen, da er sich nicht an meiner Hüfte bemerkbar machte.

Das erste Mal, an das ich mich bewusst erinnere, dass ich etwas unzufrieden mit meinem Äußeren war, war im Jahr 2014. Ich war zu diesem Zeitpunkt 13 Jahre alt und es stand ein Strandurlaub mit Freunden meiner Eltern bevor. Ich war nicht unbedingt unzufrieden mit meinem Erscheinungsbild, eher wollte ich besonders gut aussehen, da der Sohn der Freunde meiner Eltern auch mitfahren würde und ich diesem gefallen wollte. Ich stand schon

Wochen vor dem Urlaub vor dem Spiegel und betrachtete mich. Ich nahm mir vor, nicht mehr ganz so viele Süßigkeiten zu essen. Ich kann mich nicht mehr erinnern, ob meine Vorsätze lange anhielten, aber spätestens im Urlaub war das alles nicht mehr wichtig und auch danach schenkte ich dem Thema keine Aufmerksamkeit mehr.

Etwa ein Jahr später trat meine Unzufriedenheit mit meinem Körper allerdings immer mehr in den Vordergrund. Ich war mittlerweile 15 Jahre alt. Mein Ziel war es, genauso beliebt und angesehen zu sein wie die hübschen Mädchen aus der Parallelklasse. Alle Jungen bewunderten sie. Sie hatten nicht nur ein hübsches Gesicht, sondern auch einen wunderschönen Körper, wie ich damals fand. Generell war ihre Ausstrahlung so natürlich und sie zogen alle Menschen einfach nur magisch an. Ich selbst fühlte mich wenig attraktiv und hatte auch ständig irgend etwas auszusetzen. Meine Hautunreinheiten versuchte ich mit einer Tonne (und ja, es waren sicher mehrere Kilogramm, die ich mir pro Jahr ins Gesicht malte) Make-Up zu überdecken, meine Nase war zu groß und irgendwie passte mir immer etwas nicht. Es war Zeit, das Beste aus mir herauszuholen, mich zu optimieren und zu perfektionieren, besonders meine Figur und mein Gewicht.

Eine Sache, die mich während und auch schon vor meiner Magersucht störte, war die Tatsache, dass meine Oberschenkel aneinander scheuern. Anfangs störte mich nur, dass es schmerzte, wenn ich z.B. in einer kurzen Hose joggen ging. Später störte mich aber immer häufiger der optische Aspekt. Ich wollte eine Lücke zwischen den Beinen haben. Schließlich hatten das andere Mädchen in meinem Alter auch. Und insbesondere die Influenzer auf Instagram und YouTube hatten nie Oberschenkel, die sich berühren. Ich dachte, nur wenn man abnimmt, kann man solche langen, dünnen Beine bekommen. Solche Beine muss man sich hart erarbeiten, dachte ich. Dass die jungen Frauen sich kläglich in diese unnatürliche Pose zwingen müssen, hatte ich damals noch nicht begriffen.

Die Frauen setzen bewusst einen Fuß etwas weiter nach vorne, der Bauch wird eingezogen, der Po nach hinten herausgestreckt. Um länger auszusehen, stellt man sich auf Zehenspitzen oder trägt hohe Schuhe. Ein unnatürliches Ideal entsteht.

Heute weiß ich, dass es in der Realität nicht so einfach ist, eine Lücke zwischen den Beinen zu erzeugen. Ich musste mich bis auf 40 kg herunterhungern, um überhaupt eine Lücke zu sehen. Und selbst bei diesem niedrigen Gewicht haben sich die Beine an wenigen Stellen noch berührt. Aber an was liegt das? Schließlich habe ich so lange gehungert und das soll der Dank sein? Dass das so ist, liegt unter anderem an der Beinstellung, die genetisch festgelegt ist. Mit einem gesunden Gewicht reiben nun einmal meine Beine aneinander. Hätte ich das Ganze einmal früher gewusst.

Ich habe die
Kontrolle verloren...

Die Ernährung bestimmt meine Gedanken

Ich wollte also abnehmen. Da ich nicht sehr Erfahrung mit dem Abnehmen hatte, begann ich mich in einschlägiger Literatur zu informieren. Besonders das Thema „Ernährung“ zog mich in den Bann und ich las etliche Ratgeber sowie Internetseiten zum Thema „gesunde“ (kalorienarme) Ernährung.

Ziel war eine möglichst geringe Kalorienzufuhr über die Nahrung. Lebensmittelverpackungen mit Nährwertangaben wurden immer interessanter. Ich wollte plötzlich am Einkauf Teil haben, mitentscheiden, wann, was und wie gekocht wurde. In meinem Kopf begann es zu rattern. Ich rechnete, plante und überließ nichts mehr dem Zufall. Ich achtete darauf, wie viel Zucker und wie viel Fett in Lebensmitteln enthalten waren. Fette und Zucker „lieferten“ relativ viele Kalorien und wurden Stück für Stück reduziert. Butter und Margarine auf dem Brot sowie das Anbraten von Fleisch in der Pfanne wurde gestrichen. Entdeckte ich sichtbares Fett, wurde es durch Abtupfen mit Küchenrolle oder Wegschneiden umgehend beseitigt. Alles, was ich reduzieren und kontrollieren ließ, wurde meinen Rationierungsmaßnahmen unterzogen. Je weniger Kalorien ich zu mir nahm, desto zufriedener fühlte ich mich.

Mit der Zeit gelang mir die gezielte Lebensmittelwahl, so dass ich einen geringen Energiegehalt bei gleichzeitig großem Volumen hatte. Voluminöse Nahrung im Magen sorgt dafür, dass schnell ein Sättigungsgefühl entsteht. Neben Gurken und Pilzen erfüllen auch Karotten dieses Kriterium. Ich liebte Karotten und aß sie kiloweise. Und wenn ich Kilogramm sage, dann meine ich das auch so. Ich hatte ständig Bauchschmerzen, Verstopfungen und Blähungen, da ich viel zu viele Karotten aß. In der Schule fiel meine Vorliebe für diesen gesunden, kalorienarmen Snack sehr schnell auf. Meine Füße und meine Hände färbten sich orange. Ich hatte keine Möglichkeit, meine Hände zu verbergen. Ich versuchte sie weitgehend unter dem Tisch zu halten oder die Handinnenflächen zu verbergen, denn insbesondere die Innenseiten der Hände sowie die Fußsohlen waren hiervon betroffen. Ich schämte mich sehr für meine Hände. Mehrere Leute sprachen mich darauf an, wenn ich einmal einen Moment nicht aufpasste und mein kleines Geheimnis zum Vorschein kam. Die Menschen um mich herum wunderten sich, wie man von ein paar Karotten so gelb/orange Gliedmaßen bekommen konnte. Nur ich wusste, welche Mengen an Karotten ich wirklich aß.

Auch Proteine sättigen sehr gut. Proteine haben den Vorteil, dass sie unter anderem am Muskelwachstum und am Erhalt der Muskulatur beteiligt sind. Das war somit eine völlig legitime Nährstoffquelle für mich, denn ich wollte so viele Muskeln wie möglich behalten. Muskeln sind schließlich kleine Energiekraftwerke in unserem Körper, die ständig Energie verbrennen, ohne dass man sich bewegen muss. Somit waren sie es definitiv wert, erhalten zu werden. Gute Proteinquellen mit gleichzeitig geringem Fettgehalt findet man in unzähligen Einkaufslisten von selbsternannten Fitness-Gurus: Mageres Fleisch, Hülsenfrüchte und fettarme Milchprodukte. Nach kurzer Recherche stieß ich ziemlich schnell auf Magerquark. Es war ein perfektes Lebensmittel, reich an Proteinen. Seine Kalorien sind fast ausschließlich aus Proteinen zusammengesetzt und durch die Konsistenz ist er auch sehr sättigend. Magerquark gab es zum Frühstück, als Nachspeise und zum Abendessen. Entweder aß ich den Magerquark pur aus der Verpackung oder aber auch gerne mit viel Süßungsmittel. Süßungsmittel sind kalorienfrei und extrem süß. Diese Vorteile bot kein Lebensmittel, das ich zu diesem Zeitpunkt kannte. Ich streute auf alle Speisen Süßungsmittel und Zimt, sofern es sich nicht um herzhafte Speisen handelte. Diese wurden einfach nur maximal mit Pfeffer und Chili gewürzt, damit ich überhaupt einen

Geschmack wahrnehmen konnte. Meine Geschmacksnerven nahmen nur noch Aromen wahr, wenn diese sehr intensiv waren. Ein Gefühl für eine angebrachte Essensmenge hatte ich verloren. Ein Sättigungsgefühl existierte bei mir schon lange nicht mehr. Ich aß keine „normalen“ Portionen Magerquark, sondern meistens gleich 500 Gramm auf einmal. Wenn man bedenkt, dass ich teilweise an einem Tag mehr als 1000 Gramm Milchprodukte aß, obwohl ich diese vermutlich noch nie richtig verstoffwechseln konnte, ist es nicht verwunderlich, dass sich mein Körper dagegen wehrte. Durch diese Massenaufnahme konnte mein Körper so gut wie nichts mit der Energie anfangen, die im Quark steckte. Ich hatte extremen Durchfall und musste noch am nächsten Tag alle zehn Minuten von dem Milchprodukt aufstoßen. Mein Atem roch ekelhaft nach Wasserstoff. Jeder Laktoseunverträglichkeitstest hätte den Wert an Wasserstoff in meinem Atem nicht mehr messen können, so hoch war dieser. Durch die Unverträglichkeit und den aufgeblähten Bauch hatte ich auch keinerlei Hungergefühl. An Schlaf war überhaupt nicht zu denken. Zu sehr quälten mich die Bauchschmerzen, die der Magerquark mit sich brachte.

Irgendwann faszinierte mich dann auch das Thema vegane Ernährung, bei der man auf sämtliche tierische Produkte verzichtet. Damit wollte ich fettigen Steaks und Sahnetorten endlich den Kampf ansagen. Gleichzeitig erhoffte ich mir durch die gezielte Auswahl veganer Lebensmittel sehr viel mehr essen zu können, aber gleichzeitig weniger Kalorien aufzunehmen. Mein geliebter Magerquark wurde ab sofort von meinem Speiseplan gestrichen. Ich legte mir stattdessen zum Frühstück fünf bis sechs Äpfel auf einen Teller und stellte ihn in die Mikrowelle, bis das Obst schön warm war. Die Äpfel hatte ich natürlich vorher genau gewogen. Damit ich auch keine Kalorie zu viel zu mir nahm, wurde der Apfel vor dem Entkernen gewogen und die Kalorienberechnung aufgrund des kompletten Gewichts durchgeführt. Nur so konnte ich sichergehen, dass ich ungewollt nicht zu viele Kalorien aufnahm und mein Ziel verfehlte. Mein Ziel war eine möglichst geringe Kalorienzufuhr.

Auch Suppen entdeckte ich für mich. Eine Zeit lang aß meine Familie fast jeden Abend Suppe. Für mich war das perfekt. Ich kümmerte mich meistens um die Suppe und versuchte möglichst alle Nudeln und sonstigen kalorienhaltigen Dinge von der Suppe fernzuhalten. Zuletzt bestand mein Abendessen nur noch aus Suppenwürze mit Wasser. Eine Instant-Suppe aus der Tüte hat nur ca. 19 Kalorien pro Portion und schmeckt ja fast wie eine Suppe. Sie hatte mehr Geschmack als nur Wasser und meine

Geschmacksknospen hatten wenigsten den Eindruck stimuliert zu werden.

Eine Hilfe stellten Kaugummis dar. Zuckerfreie Kaugummis haben kaum Kalorien. Man gaukelt dem Körper kurzfristig vor, dass man etwas isst. Ich konnte auf etwas herum kauen, verbrannte durch die Kaubewegung zusätzliche Kalorien und ersetzte dadurch die ein oder andere Kalorie, die ich andernfalls durch „gesunde kleine Snacks“ verschwendet hätte.

In meinem Kopf kategorisierte ich die Lebensmittel in zwei Gruppen:

Kategorie 1: Gesund, da diese Lebensmittel wenig Kalorien enthalten und somit erlaubt sind:

Kalorienarmes Gemüse: Bohnen, Brokkoli, Gurken, Erbsen
Kalorienarmes Obst: Melone, Apfel, Birne
Fettarmes Fleisch
Sonstige Dinge: Suppenbrühe, Kaugummis

Kategorie 2: Ungesund, da diese Lebensmittel zu viele Kalorien enthalten und somit verboten sind:

Lebensmittel mit einem hohen Fettgehalt:

Angebratene Lebensmittel: Bratwürste oder Steaks aus der Pfanne
Frittierte Lebensmittel: Pommes, Kroketten oder Calamari
Alle Arten von Nüssen: Walnüsse, Cashewkerne
Lebensmittel mit einem hohen Zuckergehalt:
Süßigkeiten
Kuchen, Muffins und Torten
Nachspeisen
Andere Süßspeisen

Mir wurde relativ schnell klar, dass ich nicht immer Pilze, Karotten, Gurken oder Wassermelone essen kann, da einige Familienfeste mit ausgiebigen Mahlzeiten im

Jahreskalender markiert waren. Sahnetorten, Muffins, Süßigkeiten, Puddings, Eis, aber auch Klöße, Braten oder Bratwürste standen dann auf der Tageskarte. Da ich eine gewisse Verpflichtung hatte, an den Essen teilzunehmen, hatte ich über die Jahre hinweg verschiedene Techniken erlernt, um Kalorien zu vermeiden und einzusparen. Verschiedene Methoden wurden recherchiert, getestet und für gut empfunden. Um zu vermeiden, dass meine Taktiken und Techniken auffallen, musste ich natürlich variieren und sie an die gegebenen Situationen anpassen.

Schon bevor Familientreffen anstanden, fing ich an, Kalorien einzusparen. „Ich spare jetzt schon mal Kalorien, damit ich mir später auch mal etwas Unerwartetes gönnen kann", war mein Motto. *„Ich strenge mich jetzt unglaublich an und gebe mein Bestes, damit ich mir später nicht so viele Sorgen um ein paar Kalorien machen muss. Ich sorge schon mal vor, damit ich später auch einmal Essen genießen kann."* Dann kam der Tag, an dem die Feier stattfand und die Nahrungsaufnahme wurde natürlich sehr minimalistisch gehalten. Wenn es irgendwie möglich war, ging ich früh morgens Sport machen - sehr viel Sport machen - um schon „sicherheitshalber" genug Kalorien zu verbrennen, damit ich auch ja auf eine „tolerierbare-Kalorienbilanz" kam. Wenn wir das Auto stehen ließen, um zu Fuß zur

Geburtstagsfeier oder in das Restaurant zu laufen, fand ich das natürlich großartig. Gehen bedeutet Aktivität und damit mehr Energieverbrauch als Auto fahren. Bei der Veranstaltung angekommen, wendete ich eine Reihe an Tricks an, um den Tag so kalorienarm wie nur möglich zu überstehen bzw. zu überleben. Ich versuchte immer auf meine kleinen Cousinen aufzupassen und mit ihnen im Freien zu spielen. Das hatte sogar drei Vorteile. Zunächst haben sich meine Tanten und Onkel gefreut, dass die Kinder mal ein paar Minuten betreut wurden. Zweitens verbrennt man beim Rennen, Hüpfen und Spielen definitiv mehr Energie als bei stundenlangen Unterhaltungen. Und der letzte Vorteil war, dass man sich ab und zu vor kleinen Angeboten wie „ein kleines Stück Kuchen für zwischendurch", „Wer will noch ein Eis?", drücken konnte oder man sich gar komplett vor dem Kuchenessen verstecken konnte. Sollte ich dann doch keine andere Ausrede finden und ein Stück Kuchen essen müssen, hatte ich trotzdem noch ein paar Tricks auf Lager. Zum einen versuchte ich mir ein Stück Kuchen oder einen Muffin auszusuchen, der möglichst klein war oder einen hohen Obstanteil hatte. Warum einen hohen Obstanteil? Obst ist gesünder als Fett, Zucker und Mehl. Je mehr Früchte im Kuchen waren, desto weniger schlecht fühlte ich mich. Außerdem haben Früchte und Beeren einen geringeren

Energiegehalt als der Tortenboden, die Glasur und die Sahne. Zudem habe ich geschaut, dass viel Tortenguss und wenig Boden und Sahne auf meinem Teller landeten, da es andernfalls für mich zu ungesund und fettig erschien. Auch ließ ich andere sehr gerne probieren, damit für mich selbst weniger übrig blieb. Auch achtete ich darauf, dass ich möglichst viel krümelte, bröselte und so viel Sahne wie möglich auf dem Teller verteilte oder in der Serviette verschwinden ließ. Sahnereste kann man übrigens auch gut unter der Gabel oder dem Löffel hängen lassen. Ich versuchte meine Speisen so breit wie möglich auf dem Teller zu verteilen, um so viel Fett und Essensreste auf dem Teller zu lassen. Was am Teller hing, musste ich nicht essen. Ganz schön raffiniert oder wohl eher ganz schön krank war das.

Zeitweise aß ich während eines Schultags gar nichts. Erst zu Hause nahm ich Nahrung zu mir. Das war gegen 13.30 Uhr. Aufgestanden bin ich um 6.00 Uhr. Nur mit viel Kaffee konnte ich mein Hungergefühl einigermaßen unter Kontrolle halten. Der Heimweg war für mich die reinste Qual. Schon vor dem Schlafengehen am Vortag habe ich überlegt, was es am nächsten Tag nach der Schule zu Mittag geben würde und wie viel Kalorien ich zu mir nehmen muss, damit meine Eltern zufrieden sind. Wie könnte ich es schaffen, wenn es z.B. Schnitzel gibt, möglichst viele Kalorien verschwinden zu lassen? Es wurden alle möglichen Gerichte und Szenarien durchgespielt. Diese Gedanken beschäftigten mich dann bis zum Einschlafen und wenn ich irgendwann nach etlichen Berechnungen und Planungsversuchen einschlief, wurde ich von Albträumen geweckt, deren Inhalt zu 99 Prozent aus Essen oder Sport bestand. Scheußliche, zerstörerische und selbstverachtende Albträume, die mich jede Nacht quälten, waren mein Begleiter. Nach dem Aufstehen gingen sie weiter. Auch in der Schule dachte ich nur ans Essen. Ich konnte an nichts anderes mehr denken.

Aus Diätbüchern kennt man folgenden Spruch: „Iss niemals, wenn du keinen Hunger hast!“ Das ist ein einfaches und logisches Prinzip. Dieses Prinzip wurde zu einem meiner Glaubenssätze und brannte sich wie Feuer in mein Gehirn ein. Und wehe, ich musste etwas essen, wenn ich keinen Hunger hatte. Ich wurde zur Furie. Türen flogen, ich weinte, ich schrie und ich kroch schutzsuchend unter meine Bettdecke. Ich wollte keinesfalls etwas essen. Unter der Bettdecke kreisten weiterhin meine Gedanken ums Essen oder seine Vermeidung.

Wann esse ich? Wo? Wie viele Kalorien?
Sind die Kalorien es wert oder kann ich sie irgendwo besser „investieren“?
Wie kann ich Kalorien einsparen?

Wie kann ich möglichst viele Kalorien verbrennen?

Zur Furie wurde ich auch bei lieb gemeinten Restaurantbesuchen mit meinen Eltern. Kein Restaurant war mir recht. Nachdem ich die ausgehängte Speisekarte genauestens untersucht hatte, musste ich immer wieder feststellen, dass zu vielen Kalorien in den angebotenen Gerichten lauerten. Hatte ich mich nach stundenlangen Diskussionen dazu überreden lassen, in ein Restaurant zu gehen, wurde das Gericht mit dem vermeintlich geringsten Kaloriengehalt bestellt. Natürlich mussten alle Gerichte von mir nachgewürzt werden. Ein schlechtes Gewissen hatte ich dennoch. Gerade in solchen Situationen habe ich natürlich auch daran gedacht, das Gegessene wieder loszuwerden und mich heimlich zu übergeben. Einmal spielte ich nicht nur mit dem Gedanken, sondern steckte mir den Finger in den Mund, da ich wusste, dass an Bulimie erkrankte Menschen auch so vorgingen. Ich versuchte es also und hoffte auf die irgendwann eintretende Übelkeit und den anschließenden Würgereiz. Doch weit verfehlt. Leider (im Nachhinein bin ich heil froh darüber) konnte ich nicht erbrechen. Vermutlich sträubte sich mein gesunder Menschenverstand in diesem Moment dagegen.

Problematisch beim Erbrechen von Mahlzeiten sind die Schädigungen der Schleimhäute und der Zähne. Es gelangt immer wieder aggressive Magensäure in die Speiseröhre und in den Mund, was den Schleimhäuten der Speiseröhre zusetzt. Es kann zu Entzündungen kommen und die Zähne in der Mundhöhle können von Zahnschmelzabbau und Karies betroffen sein.

Bewegung (Aktivität) bestimmt mein Leben

Neben der Ernährung spielten bei meinen Abnehmbestrebungen auch der Sport sowie Aktivitäten allgemein eine wichtige Rolle. Ich wollte nicht nur wenige Kalorien aufnehmen, sondern ich wollte auch möglichst viele verbrennen.

Am liebsten und zu diesem Zeitpunkt meiner Meinung nach am effektivsten verbrennt man Kalorien beim Joggen, beim Leichtathletiktraining oder vor dem Fernseher auf dem Crosstrainer. Ich kann gar nicht mehr genau sagen, wie oft ich joggen ging. Es war zu oft und zu lange. In einem Kalorientagebuch habe ich detailliert protokolliert, wie lange ich welche Aktivität ausgeführt habe. Besonders auf dem Heimtrainer verbrachte ich fast jeden Tag eine Stunde und länger. Der Crosstrainer hatte die gute Eigenschaft, dass er anzeigte, wie viele Kalorien ein durchschnittlicher Mensch in dieser Zeit mit dieser Leistung ungefähr verbrennt.

Dass diese Zahlen absolut nicht mit meinem eigenen Umsatz zu vergleichen waren (dafür war ich viel zu leicht), spielte überhaupt keine Rolle. Nur durch die Darstellung meiner sportlichen Leistungen in Zahlen konnte ich sicher gehen, dass ich auch wirklich genug Kalorien verbrannt hatte. Eines meiner weiteren Ziele war durch die Benutzung des Hometrainers 7000 kcal zu verbrennen. Warum 7000 kcal? Um ein Kilogramm Körpergewicht zu verlieren, müssen ungefähr 7000 kcal eingespart werden.

Hier ein kleiner Ausschnitt aus meinem Kalorientagebuch, das ich auf meinem Handy gespeichert hatte:

Freitag, 2. Januar 2015
Sport: Tanzgardetraining
Dauer: 1 h
Kcal: 318

Sonntag, 4. Januar 2015
Sport: Joggen
Dauer: 1 ½ h
Kcal: 555

Sonntag, 4. Januar 2015
Sport: Garde-Probe
Dauer: 45 min
Kcal: 272

Montag, 5. Januar 2015
Sport: Prinzenball, Tanzgarden-Auftritt
Dauer: 20 min
Kcal: 80

Mittwoch, 7. Januar 2015
Sport: Tanzgarden-Training
Dauer: 1 ½ h
Kcal: 420

Freitag, 9. Januar 2015
Sport: Aerobic
Dauer: 1 2/3 h
Kcal: 580

Samstag, 10. Januar
Sport: Staustufenlauf (Wettkampf)
Dauer: 12 Minuten
Kcal: 170

In meinem Kalorientagebuch habe ich nicht alle Daten aufgelistet. Hier sieht man nur die Aktivitäten, von denen ich glaubte, dass durch sie viele Kalorien verbrennen. Alle anderen, wie zum Beispiel die täglichen Bauch-Workouts, habe ich nicht gesondert erwähnt. Man kann erkennen, dass ich mehrere intensive Trainingseinheiten an einem Tag durchgeführt habe. Auf die Idee, dass mein Körper auch regenerieren muss, kam ich nicht. Dass mein

Körper auch Ruhe braucht und nicht den ganzen Tag auf Hochtouren laufen kann, wurde mir erst viel zu spät bewusst. Ich war davon überzeugt: *„Mein Körper braucht keine Pause. Pause ist für Leute, die nicht ihr Maximum geben."* Deshalb steckte ich meine Zeit nicht in die Regeneration, sondern investierte sie heimlich in stundenlange Trainingseinheiten. Das Highlight meiner Woche kam immer am Sonntag. An diesem Tag stand meistens ein langer Dauerlauf auf meinem Trainingsplan. Diesen absolvierte ich zusammen mit meinem Vater und seinen Lauffreunden. Ich genoss die Aufmerksamkeit, die ich bekam, wenn wir 10 bis 20 Kilometer liefen und konnte dabei auch noch viele Kalorien verbrennen. Eine doppelte Win-Win Situation für eine Magersüchtige, Kalorien verbrennen und gleichzeitig Aufmerksamkeit, Lob und Anerkennung bekommen. Essen muss man in dieser Zeit auch nicht. Es könnte nichts Besseres geben.

Eine besondere Rolle spielten in meinem Leben nun auch Wettkämpfe. Da ich vor allem an Volksläufen (von fünf bis 28 Kilometern war damals alles dabei) teilnahm, bekam ich besonders für lange Läufe und eine gute Platzierung viel Lob. Dass es mit 36 kg nicht schwer ist, sich über lange Distanzen fortzubewegen -im Vergleich zu einem 70 Kilogramm schweren Sportler- ist wohl ersichtlich. Schließlich muss man weniger Fett und weniger Muskeln mit sich herumtragen. Indem man im Wettkampf an seiner Leistungsgrenze läuft, verbrennt man durch die erhöhte Laktatproduktion, die erhöhte Herzfrequenz und die Temperaturregulation des Körpers sehr viel mehr Kalorien als bei einem lockeren Trainingslauf (Achtung, keine allgemein gültige Aussage!). Somit stellten diese Bedingungen für mich als Magersüchtige eine perfekte Befriedigung meiner Bedürfnisse dar. Zwei Bedürfnisse, die mir zu diesem Zeitpunkt noch sehr wichtig waren und von denen ich damals glaubte, dass sie es für immer bleiben werden.

Ich fing an in der Schule häufig Kreide holen zu gehen und schaute nach, ob jemand krank war, damit ich nicht auf meinem Stuhl im Klassenzimmer sitzen musste, sondern mich bewegen konnte. Ich wollte mehr Kalorien verbrennen, mehr als alle anderen, die im Klassenzimmer saßen. Auch wenn ich saß, ging ich taktisch vor, um unauffällig mehr Kalorien zu verbrennen. Ich wippte ständig mit meinem Fuß, damit ich mehr Kalorien verbrennen konnte. Auch ging ich während des Unterrichts und in jeder Pause auf die Toilette, damit ich genug Schritte sammelte. Stillsitzen war die reinste Qual für mich. Ich musste mich unaufhörlich bewegen.

Auch zu Hause wurde ich gerne aktiv. Ich konnte mich nicht ins Bett legen und nichts tun. Ich musste mich bewegen und meine Zeit kalorienbewusst nutzen. Obwohl ich sehr wenig aß, beschäftigte ich mich doch gerne mit Lebensmitteln. Besonderen Spaß hatte ich am Aufräumen der Speisekammer. Lebensmittel von einem Ort zum anderen zu stellen, beglückte mich. Auch erfüllte es mich mit Freude, wenn Lebensmittel aufgebraucht und von anderen gegessen wurden. Ich bereitete meinen Geschwistern und meinen Eltern vom Frühstück bis zum Abendessen alles zu, nur selbst aß ich nie etwas. Ich knackte auch gerne Nüsse für andere. Doch selbst hätte ich diese natürlich nie gegessen.

Die Magersucht wird offensichtlich

Schnell gelang es mir die Kalorienaufnahme zu kontrollieren und ich begann abzunehmen. Die 40 Kilogramm waren wie eine magische Zahl für mich. Mein Traum war es, endlich einmal unter die 40 Kilo-Marke zu gelangen. Dann kann ich von mir behaupten, dass ich unter 40 Kilogramm bei einer Körpergröße von 163 cm gewogen habe. Das können nicht viele! Und ich war der felsenfesten Überzeugung, dass ich das schaffen könnte.

Ich klebte mir Zettel mit diesem Gewichtsziel an meine Zimmertür, so dass ich sie jederzeit im Blick hatte. Natürlich so, dass meine Eltern und alle anderen sie nicht sehen konnten. Ich hängte sie systematisch ab, wenn ich Besuch erwartete, damit keiner von meinem ehrgeizigen Ziel erfuhr. Auch im Bad hängte ich einen Zettel auf. Auf ihm befand sich ein Koordinatensystem, auf dem ich meine Gewichtsabnahme graphisch darstellte, um meinen Erfolg kontinuierlich verfolgen zu können. Die Waage wurde zum unentbehrlichen Begleiter und das nicht nur einmal am Tag. Sobald ich etwas gegessen hatte oder auf der Toilette war, musste eine neue Zahl her. Es fesselte mich, mein Gewicht kontrollieren zu können. Faszination pur. Generell wurden nämlich schon leichte Gewichtstendenzen nach oben bestraft mit weniger Essen. Konnte ich das Gewicht nicht bestimmen, wie zum Beispiel im Urlaub, wurde ich äußerst nervös und unruhig. Dann hatte ich nämlich keinen Überblick darüber, ob ich zu- oder abgenommen hatte.

Die 40 Kilogramm waren schneller erreicht als gedacht. Das war wie ein Katzensprung. Ein neues Ziel musste her, ein attraktiveres Ziel, eines, das mich mehr forderte. Meine Aufmerksamkeit galt einzig der Zahl auf der Körperwaage. Ich bemerkte nicht, dass diese Zahl überhaupt nichts mehr mit meinem ehemaligen Wunsch in der 10. Klasse zu tun hatte. Mein Ziel war damals, etwas schlanker und beliebter zu werden. Nun übertrieb ich maßlos. Kaum hatte ich ein Gewichtsziel erreicht, musste das nächste her. Ich war nie zufrieden mit meinem aktuellen Gewicht. Ich sah stets weiteres Potential in mir. Potential, das ich bis zum Maximum ausschöpfen wollte. Ich wollte mich noch besser fühlen, noch besser aussehen und attraktiver werden. Weniger Fett am Bauch, weniger Fett an meinen Oberschenkeln und weniger Fett an meinen Armen, das war mein Ziel. Der Drang zur Gewichtsoptimierung wurde zum Selbstläufer und ließ sich nicht mehr kontrollieren. Meine Gedanken kreisten ständig darum. Selbst wenn ich nicht daran denken wollte, musste ich daran denken. Es ging nicht anders. Die Gedanken verfolgten mich jede Nacht bis in meine Träume.

Äußerlich wurde meine Magersucht immer deutlicher sichtbar, denn mein Körper veränderte sich für alle erkennbar. Ich hatte Gewicht verloren und damit meine Fettschicht und meine hart erarbeite Muskulatur vom Training. Mein Körper war nun ohne jede Struktur. Er verwandelte sich langsam zurück in einen Kinderkörper. Ich sah nicht mehr wie eine junge Frau aus, sondern wie ein Kind - oder doch eher wie ein Geist? Nichts an den sichtbaren Knochen, an dem zerfallenen Gesicht war irgendwie attraktiv. Mein Gesicht sah eher nach Tod als nach Leben aus. Meine Wangen wirkten hohl, die Augen lagen tief. Ich versuchte mit allen Mitteln meinen Körper zu verdecken. Ich wunderte mich, wenn junge Männer mir sagten, sie würden Interesse an mir haben.

Was mir allerdings am meisten zu schaffen machte, da ich nichts dagegen tun konnte, war der Verlust meiner Haare. Ich hatte lange braune, ja sogar braun glänzende Haare, die bei jedem Kämmen, bei jedem Öffnen des Zopfs wie Sand in einer Sanduhr zu Boden rieselten. Ich musste meine Haare sehr vorsichtig kämmen und waschen, um nicht unnötig Haare zu verlieren. Zum Sport wollte ich meine Haare auch nicht mehr zusammenbinden, da durch

Bewegung großer Zug auf meine Haare wirkte und sie dann in noch größeren Mengen ausfielen. Es tat sehr weh zu sehen, wie meine Haare immer dünner wurden und immer mehr Strähnen meinen Kopf verließen. Erst relativ spät machte mich jemand darauf aufmerksam, dass der Haarverlust durch Eisenmangel verursacht wird. Dass ich nicht nur Eisenmangel hatte, war wohl offensichtlich bei meinem geistartigen Erscheinungsbild. Mein Eisenmangel ist leicht erklärbar, schließlich ernährte ich mich zu diesem Zeitpunkt nur von Äpfeln, Birnen und anderem kalorienarmen Gemüse. Eisentabletten konnten zumindest etwas den Haarausfall stoppen, andernfalls hätte ich vermutlich einige Wochen später eine Glatze gehabt. Denn an mehr Essen war zu diesem Zeitpunkt nicht zu denken. Dies wäre natürlich die gesündere Variante gewesen, um alle Haare zu behalten.

Während die Haare am Kopf weniger wurden, wurde die Körperbehaarung an anderen Stellen dagegen ungewohnt stärker. Mein Körper versuchte dadurch, meine Organe vor Kälte zu schützen. Ich spürte deutlich, dass ich sehr leicht fror. Meine Hände und Füße waren wie Eisklötze. Ich weiß noch ganz genau, wie durchgefroren meine Füße nach dem Skifahren waren und ich fest davon überzeugt war, dass die Schuhe nichts taugten und deshalb meine Füße so kalt waren. Generell musste ich mich immer sehr warm anziehen bzw. mich ständig bewegen, um nicht zu frieren. Irritierend wirkte auf meine Außenwelt auch die Tatsache, dass ich selbst in den Sommermonaten mit Mütze unterwegs war. Damit ich weniger fror, versuchte ich nach Möglichkeit immer mehr warmes Essen zu mir zu nehmen. Selbst meine Frühstücksäpfel wurden in der Mikrowelle erwärmt, da mein Körper nicht mehr in der Lage war, eigenständig Wärme zu produzieren. Unser Körper erzeugt in einem gesunden Zustand ständig Wärme, indem er die aufgenommene Nahrung oxidiert und verbrennt. Wenn dem Körper keine Nahrung mehr zur Verfügung gestellt wird, friert der Körper ab einem bestimmten Punkt ununterbrochen. Heiße Bäder waren eine weitere Möglichkeit, den Körper wieder aufzuheizen. Ich versuchte, das Wasser so warm wie möglich zu bekommen, indem ich mit kochendem Wasser aus dem Wasserkocher nachhalf. Denn nur durch die vom Wasser abgegebene Wärme wurde mein Körper allmählich warm und meine Füße wieder einigermaßen durchblutet. Eine kurzzeitige Wärme breitete sich in meinem dünnen Körper aus.

Ab September 2016 habe ich stets einen Fitnesstracker getragen. Dieser zeigte mir mit Zahlen, dass sich sogar mein Herzschlag Schlag für Schlag verlangsamte. Selbst in der Nacht trug ich diesen, um am Morgen zu sehen, wie viele Kalorien ich in der Nacht verbrannt hatte. Die

Daten zeigten einen durchschnittlichen Ruhepuls von 42 bpm an. Werte wie 38 bpm tauchten regelmäßig auf. Um das irgendwie in Relation setzen zu können, kann man meine aktuellen Werte von etwa 58 bpm gut als Vergleich heranziehen. Was ich damals noch nicht wusste: Es kann sogar in manchen Fällen zu einem plötzlichen Herztod kommen. Auch diese Information hätte damals meinen Abnehmwahn nicht stoppen können. Zu sehr hatte die Magersucht mich unter Kontrolle.

Auch mein Hormonspiegel hat sich in dieser Zeit verändert. Bemerkbar wurde dies bei der Konzentration der Geschlechtshormone. Diese traten nur noch in sehr geringer Konzentration auf. Ich war unfruchtbar, meine Periode blieb über Monate hinweg aus und das Brustwachstum wurde unterbrochen. Über das Ausbleiben der Periode machte ich mir keine Gedanken. Selbst als mein Frauenarzt mir darlegte, dass ich wahrscheinlich nie wieder meine Tage bekommen würde, realisierte ich noch nicht den Ernst der Situation. Was diese Diagnose für mich bedeutet, merkte ich erst viel später. Man wird unfruchtbar und kann keine Kinder mehr gebären und wird somit auch niemals eine leibliche Mutter für ein Kind sein können. Auch den Verlust des sexuellen Verlangens merkte ich deutlich. Geschlechtsverkehr hatte ich zu diesem Zeitpunkt noch nicht, deshalb merkte mein damaliger Freund dies auch nicht. Doch ich selbst spürte, wie unattraktiv ich mich in diesem Kindeskörper fühlte und wie abstoßend jede körperliche Annäherung für mich war. Ich hatte auch kaum Kraft irgendetwas zu tun, was Freude bereitet, ganz gleich ob es sich um den Austausch von Zärtlichkeiten oder um sonstige Unternehmungen handelte. Ich hatte für nichts mehr Energie. Alle anderen um mich konnten glücklich sein, lachen und herumspringen. Wenn ich durch die Stadt oder die Schule lief, war jede nötige Ausweichbewegung, wenn andere Menschen meinen Weg kreuzten, mittlerweile die reinste Qual. Dies war auch der Grund, warum ich Menschenansammlungen immer mehr hasste und mich immer mehr zurückzog. Dass ich mich generell immer mehr isolierte, merkte ich nicht.

Hatte ich dann doch einmal Kontakt zu Menschen, war sogar das Führen von Gesprächen mit hohem Kraftaufwand verbunden. Ich konnte kaum den Worten folgen, die mein Gegenüber mir ins Gesicht sagte. Zu gering war meine Konzentrationsfähigkeit. Ich konnte mit der wenigen Energie, die ich meinem Gehirn noch zur Verfügung stellte, nur bruchstückhaft erfassen, was mir Menschen mitzuteilen versuchten. Eine große Herausforderung stellte für mich auch das Antworten in richtigen deutschen Sätzen dar. Einen vollständigen Satz zu sagen und am Ende des Satzes noch zu wissen, mit welchem Wort ich den Satz begonnen hatte, war fast unmöglich. Auslöser war nicht mangelndes Sprachvermögen, sondern Energiemangel im Gehirn. Hinzu kam noch, dass meine schon sehr geringe Aufmerksamkeitsfähigkeit gestört wurde durch das ständige Denken an den Kaloriengehalt von Lebensmitteln, das Verbrennen von Kalorien durch Aktivitäten und das Einsparen von Kalorien bei meiner nächsten Mahlzeit.

Auch wenn ich kaum Energie verspürte für Aktivität, zwang mich mein Kopf dennoch dazu, aktiv zu bleiben. In der Zeit, in der ich nicht schlief, hatte ich ständig irgendetwas zu tun, damit ich mein Selbstwertgefühl möglichst weit oben halten konnte. Mehr denn je lernte ich für die Schule. Jede verfügbare Minute nutzte ich, um Vokabeln oder Mitschriften zu verinnerlichen. Selbst auf dem Schulweg sah man mich oft mit Heft oder Buch in der Hand. Wenn ich mir Auszeiten vom Lernen gönnte, suchte ich im Internet nach neuen, erfolgversprechenden Abnehmmethoden. Über (unseriöse) YouTube-Videos und andere Seiten gelang ich an schnelle Informationen. An eine seltsame Methode, die ich ausprobierte, kann ich mich noch sehr gut erinnern. Es wurde in diesem Video empfohlen, sich mit Plastiktüten zu bedecken und diese über Nacht zu tragen. Dies sollte dafür sorgen, dass man viel schwitzt und abnimmt. Das einzige, was man bei dieser unsinnigen „Übernacht-Abnehm-Methode" verliert, ist Wasser, mehr nicht. Auch auf Instagram fand ich viele Profile von Magersüchtigen, die sich gegenseitig zum Abnehmen motivierten und sich gegenseitig ihre Tricks verrieten. Teilweise fand ich diese Vorgehensweisen wirklich erschreckend und sah sie als „krank" an. Ich konnte mir kaum die Bilder anschauen, da mir die Mädchen und Jungen so leid taten und ich ihnen zugleich ihren „Abnehmerfolg" nicht gönnte. Dass ihre kranken Berichte fast identisch mit meinem eigenen Essverhalten und Erscheinungsbild waren, war mir nicht bewusst. Mein eigener Körper war geschädigt und zerstört von der Krankheit.

Die Krankheit sorgte auch dafür, dass ich Signale meines Körpers nicht wahrnahm. Sie sorgte dafür, dass meine innere Stimme still wurde, dass ich nichts mehr von meinem Körper wahrnehmen konnte, nichts mehr fühlen konnte.

Ich machte mir keine Gedanken darüber, ob ich irgendwann umkippen könnte, denn an die schwarzen Flecken, die ich sah, hatte ich mich gewöhnt. Sie waren nichts Besonderes mehr. Meine Glieder schliefen mir beim Joggen und im Schlaf ein. Ich wachte nachts mehrmals auf und musste sie aufwecken, da mich dieses Gefühl nicht schlafen ließ. Meine Motivation, mein einziges Leben zu behalten, war gleich null. Eine so abartige Gleichgültigkeit zog sich durch mehrere Situationen, in denen ich von selbstzerstörerischen Gedanken geleitet wurde.

Dies wurde zum Beispiel in folgender Situation deutlich: Ich hatte die Angewohnheit, mein Brot immer in ungewöhnlich dünne Scheiben zu schneiden, sofern ich denn überhaupt Brot aß. So kam es dazu, dass nur noch ein kleines Reststück übrig war. Ohne nachzudenken wollte ich mir ein kleines Stück von dem ohnehin schon sehr kleinen Stück abschneiden, ohne dabei einen Schutz zu verwenden. Fast abzusehen war, dass ich abrutschte und mit meinem linken Daumen direkt im Schneidebrett landete. Mir war das in diesem Moment sichtlich gleichgültig. Ich war damit beschäftigt, wie ich dieses Brotstück am besten schneiden könnte, um es möglichst dünn zu bekommen. Meine Mutter wollte mit mir ins Krankenhaus fahren, um die Wunde nähen zu lassen. Ich verstand den Trubel nicht wirklich, hielt ich die Verletzung doch nur für eine kleine Schnittwunde.

Besonders gut erinnere ich mich auch an einen Moment, als ich bei meinen Eltern in der Badewanne lag. Mir war kalt und ich habe mit einem Wasserkocher versucht, das Wasser möglichst warm zu bekommen, so dass sich mein Körper wieder aufwärmen konnte. Da ich recht klein bin, konnte ich bis zu den Ohren unter Wasser tauchen und so möglichst wenig kalte Luft an meinen zitternden Körper lassen. Ich war in Gedanken schon beim „Abendessen" bzw. beim Vermeiden von Kalorien. Irgendwann schweiften meine Gedanken ab. Ich hatte schon einiges von Selbstmordversuchen gehört. So kam ich gedankenversunken auf verschiedene Versionen, wie ich das in dieser Badewanne anstellen könnte, so dass ich möglichst viel Aufsehen bekäme und vielleicht sogar in der Zeitung erschiene. Wer würde alles zu meiner Beerdigung kommen? Würde auf meiner Beerdigung getanzt werden? Vielleicht würde durch meinen Tod jemand verstehen, wie schlecht es mir eigentlich ging. Vielleicht würden manche Mitmenschen Schuldgefühle bekommen, weil sie mich mal unfair behandelt haben, vielleicht wird ihnen dann klar, wie unmenschlich sie waren...

An einem spektakulären Tod hier in der Badewanne war nicht wirklich zu denken. Der Föhn war zu weit weg und alles andere war irgendwie auch nicht geeignet. Ich wollte in diesem Moment einfach nur in der Badewanne einschlafen und nie mehr aufwachen. Ich weiß nicht genau, wie weit mich meine Gedanken gebracht hätten oder was ich getan hätte, wenn meine Mutter nicht zum richtigen Zeitpunkt ins Bad gewollt hätte und fragte, was ich denn so lange triebe. Hiervon weiß bisher noch niemand.

Wenn ich im Auto mitfuhr, hatte ich ab und an Gedanken, die ich keinem wünsche. Mir war es gleichgültig, ob ich gerade in die Leitplanke weiterfahre oder ob ich der abknickenden Vorfahrtsstraße folge. Es war mir schlichtweg einerlei.

Ich rutschte mit Highspeed in Richtung Tod.
Mein Körper und mein Geist konnten nicht mehr.
Ich war kurz vor dem Verhungern.
Ich war am Ende meiner Kräfte.

Nur gemerkt hatte ich es nicht.

Warum Vorwürfe mir nicht helfen konnten

Jegliche Vorwürfe und Aufforderungen zum Essen hatte ich als persönliche Angriffe auf meine Persönlichkeit gesehen, aggressiv abgewehrt und abgeblockt. Dass meine Familie sich Sorgen machte, war mir vollkommen gleichgültig. Für mich war es Kritik und ich wollte solche Dinge einfach nicht hören. Damals war ich fest davon überzeugt, dass ich alles richtig mache. Die anderen sind doch nur neidisch, weil sie nicht so diszipliniert sind wie ich. Sie gönnen mir meinen Erfolg einfach nicht, dachte ich. Nur mit Fleiß, Anstrengung und Disziplin kann man sich den idealen Körper formen. Die anderen sind nur unzufrieden mit sich selbst und wollen nicht, dass ich erfolgreich bin. Kalorien zählen, exzessiv Sport treiben und alles andere kosten nun einmal viel Energie. Die anderen sind dafür zu faul, sagte ich zu mir. Demzufolge wehrte ich jede Einmischung in „meine Bestrebungen“ massiv ab, um meinen Erfolg nicht zu gefährden. Ich war mir keines Problems bewusst und folglich war mir anfangs kaum zu helfen.

Mit Fortschreiten der Krankheit, mit Abnahme des Gewichtes und zunehmender Sichtbarkeit der Magersucht trafen mich Vorwürfe und Anschuldigungen allerdings immer mehr. Die von mir als Angriffe wahrgenommenen Äußerungen setzten mich enorm unter Druck und quälten mich. Ständig wurde mir Essen angeboten, das ich nicht annehmen konnte und wollte, da ich große Angst vor Lebensmitteln hatte. In mir herrschte Panik, irgendetwas essen zu müssen, für das ich mich (noch) nicht bereit fühlte.

Ich erinnere mich an einen Montag, an dem der Geburtstag meiner Uroma gefeiert wurde. Alle meine Verwandten waren versammelt und es gab wie immer Kaffee und Kuchen sowie ein abschließendes Abendessen.

Ich fürchtete mich schon am Wochenende davor und alle Maßnahmen, die zur Vorbereitung für ein solches Ereignis notwendig waren, wurden genau geplant und vorgenommen. In der Schule aß ich an diesem Tag nichts. Sechs Schulstunden ohne Frühstück, ohne Pausenbrot. Was ich nach der Schule an diesem Tag zu Mittag gegessen habe, kann ich nicht sagen, aber ich kann zu einer Wahrscheinlichkeit von 95 Prozent sagen, dass es nicht sehr viel war und vermutlich der Großteil der „Mahlzeit“ aus Gemüse bestand. Wie immer versuchte ich mich bei der Feierlichkeit vor jeder Kalorienaufnahme zu drücken und spielte mit den kleineren Kindern. Währenddessen war ich mit den Gedanken nur beim Kaffee- und Kuchenbuffet und wie ich beim gemeinsamen Essen möglichst viele Kalorien einsparen kann.

Ich weiß nur noch, dass ich dann irgendwann wieder an einem der aufgestellten Biertische saß. Ich weiß nicht mehr, wie viel ich von dem Mini-Stück Kuchen essen (musste), aber noch haargenau an die Tränen, die mir später über die Wangen liefen.

Eine Verwandte hat neben mir in der dritten Person mit meiner Mutter über mich geredet, als säße ich nicht daneben. „Die ist krank. Da müsst ihr etwas tun. Das sieht nicht mehr schön aus." So oder ähnlich waren die Worte, die mich eiskalt trafen. Ich fühlte mich wie ein Geist, der daneben sitzt und über den geredet wird, als wäre er nicht da.

Ich weinte, obwohl ich das eigentlich nicht wollte. Ich weinte gegen meinen Willen. Die Worte trafen mich so, wie mich noch nie Sätze getroffen hatten. Das lag zum einen daran, dass ich zu diesem Zeitpunkt schon sehr davon überzeugt war, dass ich die Krankheit nicht mehr haben wollte. Doch die Worte erinnerten mich in diesem Moment unbewusst daran, wie schwer es sein wird, gegen sie zu kämpfen und wie schwach ich eigentlich bin.

In diesem Moment war ich sehr enttäuscht, traurig und getroffen, wie man so über mich reden kann. Ich war doch im Raum und habe alles mitgehört. Doch im Nachhinein habe ich genau so einen Anstoß in diesem Abschnitt der Krankheit gebraucht. Ich hatte das Gefühl bekommen, dass ich von den anderen als schwach wahrgenommen wurde. Diese Schwäche war offen und für jeden sichtbar. Ich war so dünn, ich konnte es nicht mehr verstecken. Selbst die Jeans meiner kleinen Schwester war mir viel zu groß und hing wie ein Kartoffelsack an meinen „Steckenbeinen".

Die kritisierenden, oft auch verletzenden Worte, die mir mittlerweile ständig zu Ohren kamen, lieferten mir viele Impulse zum Nachdenken. Sie drangen zwar nicht an diesem Tag an mich heran und auch nicht in den nachfolgenden Tagen, aber Wochen später, als ich mental stärker war.

Mir wurde zunehmend bewusst, dass ich krank bin, dass ich sehr krank bin. Ich realisierte immer klarer, in welch abgemagertem Zustand ich mich befand und wie zerstört mein Körper war. Ich konnte mein Erscheinungsbild und mich selbst nicht mehr leiden. Ich konnte mich nicht mehr im Spiegel anschauen. Ich versuchte meinen Körper so gut es geht zu verstecken. Ich vermied es, fotografiert zu werden, damit mein Zustand nicht festgehalten werden konnte. Ich löschte alle Bilder, die ich von mir löschen konnte.

Zu diesem Zeitpunkt war ich in der Phase der Vorbereitung. „Ich will davon weg, aber...“. Man möchte in diesem Stadium die Krankheit loswerden, doch weiß man nicht so genau wie. Man will nicht auf die Vorteile der Krankheit verzichten, aber man möchte sie eigentlich trotzdem loswerden. Das Problem hierbei ist, dass die Angst vor Veränderungen und die Unschlüssigkeit zielführende Handlungen blockieren. Zielführende Handlungen wären z.B. sich seinen Ängsten zu stellen und an diesen gezielt zu arbeiten.

Jetzt war es wichtig, dass ich Menschen um mich hatte (Familienmitglieder oder Freunde), die die Unschlüssigkeit bezüglich meiner Zukunft verstanden und mir den nötigen Raum und die Zeit für meine Entscheidungen gaben. Diese Personen mussten zugleich aber auch verstehen, dass ich nicht von heute auf morgen meine Essstörung aufgeben konnte. Besonders half es mir, wenn diese Personen mir Vorschläge lieferten (Diese sollten ein Angebot sein und keinen Druck auslösen), wie ich mein essgestörtes Verhalten schrittweise durch andere Dinge ersetzen kann, um so neue, gesündere und vielleicht auch bessere Erfahrungen sammeln zu können.

Mir hat zum Beispiel geholfen, dass ich Schritt für Schritt „Challenges“ in meinen Alltag eingebunden habe. Beispielsweise aß ich eine Nuss. Das hört sich jetzt nach keiner großen Sache an. Allerdings muss man bedenken, dass ich extreme Angst vor kalorienreichen und fetthaltigen Lebensmitteln hatte, die ein geringes Volumen aufweisen. All diese Eigenschaften trafen für mich auf Nüsse zu. Einen Vorteil hatten Nüsse aber gegenüber anderen Lebensmitteln wie etwa Chips. Chips und Nüsse weisen ähnliche Nährstoffe auf, Nüsse enthalten aber auch Vitamine und nicht nur Fett und Kohlenhydrate. Somit war es für mich einfacher und akzeptabler eine Nuss zu essen als einen Chip.

Nachdem ich die Nuss gegessen hatte, bekam ich große Schuldgefühle, da ich unnötigerweise 26 Kalorien an eine Nuss verschwendet hatte. Diese hätten viel sinnvoller in einen halben Apfel investiert werden können, denn dieser hat mehr Volumen und so gut wie kein Fett. Am nächsten Tag merkte ich von der einen Nuss keine sichtliche Zunahme, wie anfangs angstvoll befürchtet. Ich sah aus wie immer, abgemagert und dünn.

Mit der Zeit baute ich immer mehr „Fear-Foods“ in meinen Alltag ein, Stück für Stück, Brösel für Brösel, Milliliter für Milliliter. Langsam, aber immer etwas überzeugter davon, dass ich von einem Stück Schokolade keine sechs Kilogramm zunehme, aß ich jeden Tag etwas mehr. Allerdings gab es auch viele Tage, die mich um Wochen zurückgeworfen haben. So ein Prozess ist nicht linear aufsteigend. Viele Tiefpunkte finden sich in der langsam über Monate steigenden Lebensmittelakzeptanz. Dieser Prozess ist auch heute noch nicht abgeschlossen. Es gibt immer noch Lebensmittel, die ich nicht gerne esse und die mir große Überwindung abverlangen. Besonders Süßigkeiten sind nur in geringer Menge für mich tolerierbar.

In dieser Zeit, in der ich mich immer wieder mit Essen oder dem Verzicht auf eine Sporteinheit gefordert habe, wuchs auch immer mehr der Wille in mir, diese Essstörung zu überwinden. „Ich möchte wieder mein altes Leben zurück!". Ich erinnere mich, wie ich in dieser Phase immer wieder alte Bilder anschaute und weinte. Ich war so traurig darüber, was ich mir selbst angetan hatte. Schockiert fragte ich mich, wie ich mich so verunstalten konnte. Ich weinte, weil ich mir meinen alten gesunden Körper zurück wünschte. Ich wünschte mir, dass ich nicht jede Mahlzeit bereuen müsse, dass ich so viele Süßigkeiten essen könnte wie früher, ohne zu wissen, wie viele Kohlenhydrate, Fette und wie wenig Eiweiß in ihnen stecken. Ich wollte normal essen, auch Brot, Brötchen usw. Ich wollte aus dem Nutellaglas mit dem Löffel essen, zwei

Teller Spaghetti Bolognese in fünf Minuten essen und zu McDonalds gehen. Ich wünschte, ich könnte die Zeit zurückdrehen. Der Leidensdruck in dieser Phase war sehr hoch. Ich merkte, wie behindernd meine Essstörung war, wie sinnlos und unsinnig sie war. Langsam, aber sicher wuchs in mir der Entschluss, sie komplett aufgeben zu wollen. Ich wollte wieder zunehmen. Ich wollte wieder Energie verspüren und Freude an meinem Alltag haben. Ich hatte es satt, jeden Morgen zu hoffen, dass endlich Abend ist, um dann in meinem Bett zu liegen und zu hoffen, dass ich die Nacht irgendwie überlebe. Ich hatte es satt, dass ich den ganzen Tag Schwindelgefühle hatte und im Training ständig schwarze Flecken sah. Ich hatte es satt, dass meine Krankheit meine Gedanken kontrollieren konnte. Ich wollte wieder selbstständig entscheiden, an was ich wann denken möchte. Ich wollte zunehmen. Ich wollte wieder normal essen können, ohne vor Schuldgefühlen zu sterben. Ich wollte am liebsten sofort jeden Tag zwei Kilogramm zunehmen, um möglichst schnell mein „altes“ Gewicht zu haben. Wäre da nicht mein Kopf und meine Essstörung, die alles dafür getan hätte, dass meine Ziele und Wünsche sich in Luft auflösen. Ich musste mich und meinen Kopf davon überzeugen, dass ich kein schlechterer Mensch bin und werde, wenn ich zunehme. Das Gewicht, das die Waage anzeigt, sollte nichts mit meinem Selbstwertgefühl zu tun haben. Ich muss nicht dünn sein, um geliebt zu werden und mich selbst akzeptieren zu können. Um die nächsten Schritte einzuleiten, sollte man sich nicht schämen, sich eventuell professionelle Hilfe zu suchen, da durch die andauernden „Magersucht-Gewohnheiten“ Veränderungen in der Persönlichkeit geschaffen wurden.

Die Denkprozesse lassen teilweise keine Richtungsänderung zu und die Betroffenen können somit nur sehr schwer eine Verhaltensänderung erzielen. Immer wieder fallen sie in die alten Verhaltensmuster zurück. Ein ewiger Teufelskreis.

Am liebsten hätte ich sofort meine alte Figur und meinen alten Kopf (ohne Essstörung) zurück gehabt. Aber so einfach war es nun einmal nicht. Ich selbst habe mir nie Hilfe gesucht. Ich war zu keinem Zeitpunkt meiner Essstörung bereit, Unterstützung von außen anzunehmen. Allerdings habe ich mir unbewusst Hilfen gesucht, die mir Denkanstöße lieferten und mir halfen, mich weiter zu entwickeln. Ich habe aktiv Berichte im Internet gelesen und für mich festgestellt, was andere können, kann ich schon lange schaffen. Es gab mir außerdem das Gefühl, nicht alleine zu sein.

Magersucht ist eine Krankheit wie jede andere auch. Es ist nichts, wofür man sich schämen sollte.

Sehr oft war ich in dieser Zeit wütend auf die kritisierenden Personen um mich herum, die mich mit sorgenvollen Worten auf mein Äußeres ansprachen. Ich konnte nicht glauben, dass mir so etwas widerfahren konnte, dass ich magersüchtig sei. Jemand muss mir das zugefügt haben und folglich auch Schuld an meiner Situation sein. Im Laufe der Zeit wurde mir allerdings klar, dass ich mich selbst in diese heikle Situation gebracht hatte und dass ich deshalb selbst Verantwortung für mich übernehmen muss. Nur ich selbst kann mich aus der Magersucht retten. Ich muss mich in ein normales Leben zurück kämpfen. Ich verstand immer mehr, dass ich nicht mehr so sein wollte. Die Krankheit ermöglichte es mir, nicht zu zeigen, wer ich bin. Ich musste mir eingestehen, dass ich schwach bin und dass ich erst wieder zu meiner alten Kraft zurückfinden muss.

Die (un)gewollte Gewichtszunahme

Mut ist, wenn man Todesangst hat, aber sich trotzdem in den Sattel schwingt.

John Wayne

Gewicht: 35 Kilogramm
Verhältnis zu meinem Körper (1 = Selbsthass, 10 = Selbstliebe): 1
Glaube daran, dass ich gesund werden kann: 7 Prozent

Irgendwann war es dann endlich soweit. Ich kann es an keinem bestimmten Datum festmachen. Jetzt hieß es „einfach machen“. Es gab keinen besseren Moment, um endlich anzufangen. Jetzt stand der Beschluss fest. Es war mehr als an der Zeit. Länger hätte ich nicht mehr warten können. Ab jetzt gab es kein „Morgen fang ich endlich an“ mehr. Heute war der Tag, an dem ich alles verändere und ich wieder gesund werde. Heute werde ich mein Essverhalten ändern. Ich war so fest davon überzeugt, dass ich heute den ersten Schritt machen würde, doch gleichzeitig war es auch so irrsinnig schwer und so unbegreiflich, wie ich jetzt aufgeben konnte. Nun, wo ich so erfolgreich war und wusste, wie es funktioniert, wollte ich aufgeben? Ich war so gut im Abnehmen, so gut im Kontrollieren von Lebensmitteln. Ich war so trainiert in der Auswahl kalorienarmer Lebensmittel wie kein anderer in meinem Umfeld. Ich konnte doch nichts aufgeben, in dem ich so überaus gut war.

Wenn Kalorien einsparen eine Olympische Disziplin gewesen wäre, hätte ich alles getan, um diese Spiele zu gewinnen.

Einmal die Goldmedaille in der Hand halten.
Einmal ganz oben auf dem Treppchen stehen.

Doch will ich überhaupt auf diesem Treppchen stehen? Will ich diese Spiele überhaupt gewinnen? Nein, das willst du nicht, Annika. Du willst in dieser Disziplin nicht an der Weltspitze sein. Der Hauptgewinn ist nicht golden und er glänzt auch nicht. Er ist schwarz, schwarz wie der Tod. Der einzige Kranz, der dir gewidmet wird, ist der auf deinem Grabstein platzierte. Denn diesen Titel kann man nicht überleben. Ich sage „nein“ zu diesem Titel und breche hiermit meine Vorbereitung für die Spiele ab.

Sei doch mal ehrlich zu dir.

Eine Sportart, die man so intensiv betrieben hat und in die man so viel Zeit gesteckt hat, will man doch nicht einfach aufgeben.
Du hast so viel Schweiß für diese Vorbereitung vergossen.
Stell dir mal vor, wie du da oben auf dem Treppchen stehst.
Du wirst gefeiert werden.
Alle werden auf dich schauen.
Die gesamte Aufmerksamkeit wird auf dich gerichtet sein.
Du wirst im Mittelpunkt stehen.

Nein, ich möchte mir meine Beerdigung nicht ausmalen. Ich will leben.

Die Waage, mein Trainingskontrollinstrument, war weiterhin ein wichtiger Bestandteil meines Lebens. Sie gab mir zumindest ansatzweise das Gefühl, dass ich noch etwas kontrollieren konnte. So gab es meiner Krankheit das Gefühl, mich noch immer kontrollieren zu können, zwar nicht mehr viel, aber ich hatte noch eine Zahl, die mir Informationen gab. Jeden Tag habe ich mich weiterhin mehrfach gewogen, um zu sehen, ob ich zunehme. Anfangs war das sehr befremdlich. Ich hatte mich über ein Jahr mit dem Abnehmen beschäftigt, um endlich leichter zu sein. Und jetzt wollte ich wieder zunehmen und alles zu Nichte machen? Ja, genau das wollte ICH. Die Krankheit hatte mich dazu angeleitet abzunehmen und ich, Annika, hatte nun aus freien Stücken entschieden, wieder zuzunehmen. Meine Stimme war ab sofort lauter als die Schreie der Krankheit. Ab sofort habe ich wieder die Kontrolle über mein Leben und ich sage, wo es lang geht.

So war zumindest der Plan. Die kranken Gedankengänge waren weiterhin präsent. Ich wusste aber, dass ich es schaffen will und dass ich es schaffen kann. In der Folge gab ich den kranken Gedanken nur den Raum, den ich ihnen geben wollte. Schließlich wollte Annika zunehmen und wieder einen gesunden Körper bekommen. Mir wurde klar, dass ich zunehmen muss, um gesund zu werden und dass die Zunahme etwas ganz Natürliches ist.

So ermutigte ich mich jeden Tag aufs Neue, eine Kleinigkeit zusätzlich zu essen. Und sei es nur ein Stück Apfel mehr als am Tag davor. Das war gleichgültig. Hauptsache ich steigerte mich, Stück für Stück, Brösel für Brösel, Kalorie für Kalorie. Ich aß weiterhin die Lebensmittel, die mir meine Magersucht erlaubte. Das waren hauptsächlich kalorienarme Lebensmittel wie Obst und Gemüse. Die damit verbundenen Schuldgefühle am Anfang waren dennoch schrecklich. Es kostete mich unendlich viel Energie gegen die innere kranke Stimme zu handeln und diese so weit es geht zu ignorieren. Ich wollte mehrere Male aufgeben. Ich hatte das Gefühl, diese Stimme würde niemals verstummen, zu laut schrie sie mich jeden Tag an, zu stark hatte sie mich noch unter Kontrolle. Ich fühlte mich zu schwach, um mich gegen sie zu stellen. Doch ich wollte noch nicht aufgeben, noch nicht jetzt. Man sagte mir immer, der Anfang sei das Schlimmste. Und so war es auch. Jede bewusste Entscheidung, nicht auf die Magersucht zu hören, machte die Stimme ein ganz kleines bisschen leiser. Doch sie schrie immer noch viel zu laut in mir.

Gewicht: 37 Kilogramm
Verhältnis zu meinem Körper (1 = Selbsthass, 10 = Selbstliebe): 1,2
Glaube daran, dass ich gesund werden kann: 18 Prozent

Ganz langsam veränderte sich auch mein Körper. Die Veränderung von 35 Kilogramm auf 40 Kilogramm war noch mit sehr viel Angst verbunden. In mir herrschte eine Panik. Ich befürchtete, dass ich durch das Essen hässlich und fett würde. Der Prozess war so befremdlich. In dieser Zeit wollten viele von meinen Freunden abnehmen, weil sie unzufrieden mit ihrem Körper waren und sie begannen mit Diäten.

Und ich wollte zunehmen?
Da stimmt doch etwas nicht!
Niemand nimmt freiwillig gerne zu!

Du weißt doch, wie abnehmen funktioniert.
Das ist so einfach. Warum machst du nicht auch mit deinen Freundinnen mit?
Wenn ihr einen Wettbewerb daraus machen würdet, würdest du sicher gewinnen.
Das ist doch ein Klacks für dich.
Lass dir diese Art von Anerkennung, die du bei diesem Wettbewerb bekommst, doch nicht entgehen.

Gewicht: 40 Kilogramm
Verhältnis zu meinem Körper (1 = Selbsthass, 10 = Selbstliebe): 1,4
Glaube daran, dass ich gesund werden kann: 6 Prozent

Kaum waren die 40 Kilogramm erreicht, fühlte ich mich schon viel zu dick. Das angesetzte Fett hat sich keinesfalls gleichmäßig verteilt. Alles setzte an meinen Beinen und an meinem Bauch an. Meine Oberschenkel berührten sich nun wieder, wenn ich gerade stand. Die hart erarbeitete Lücke war verschwunden. Das machte mir zunächst schwer zu schaffen. Schließlich hatte ich alles für diese Lücke gegeben.

Ich habe fünf Kilogramm zugenommen.
Fünf Kilogramm!

Wie lange ich dafür wohl bräuchte, diese wieder loszuwerden?

Halt Stopp! Ich will zunehmen. Mich ärgerte es sehr, dass ich zwar viel aß, aber immer noch nicht wirklich viel mehr Energie im Alltag verspürte.

Wofür isst du denn überhaupt?
Bringt doch eh nichts.
Dann kannst du es auch gleich lassen.
Du fühlst dich so oder so schlapp.
Du findest dich doch eh nicht schön.

Ich war immer noch ständig erschöpft, müde und meine Konzentration ließ ebenfalls zu wünschen übrig. Mein Körper schrie förmlich nach Energie. Ich hatte ständig Hunger und hatte zugleich auch keinerlei Sättigungsgefühl. Der Körper nahm sich jetzt alles, was er bekommen konnte. Hatte ich es mit meinem Kopf nach etlichen Minuten ausgemacht, dass ich etwas essen durfte, konnte ich nicht mehr aufhören zu essen. Ich stopfte Mengen in mich hinein, bis ich fast nicht mehr atmen konnte. Mein Bauch spannte so sehr, dass ich mich kaum noch bewegen konnte. Ich konnte das Weiteressen einfach nicht stoppen. Ich konnte einfach nicht satt werden. Ich war erst „satt“, wenn nichts mehr hinein ging. Während ich aß, war ich wie in Trance. In diesem Moment gab es nur mich und das Essen. Alles andere herum war einerlei. Während des Essens, war das Essen okay für mich, da ich zunehmen wollte. Aber die Stimme im Nachhinein war weiterhin präsent.

Du hast kein Durchhaltevermögen.
Du isst viel zu viel.
Wie kann man nur so viel in sich hineinstopfen?
Das ist ja abartig.
Kein normaler Mensch würde so viel auf einmal essen.
Du wirst sehen, was du davon hast.
Du machst deine Erfolge zunichte.

Gewicht: 43 Kilogramm
Verhältnis zu meinem Körper (1 = Selbsthass, 10 = Selbstliebe): 1,5
Glaube daran, dass ich gesund werden kann: 30 Prozent

Mein Wille war stärker als die Krankheit. Nach ein paar Wochen hatte ich die 43 Kilogramm erreicht. Endlich hatte ich keine Schmerzen mehr, wenn ich auf einem Stuhl saß. Auch die Schmerzen, die ich an der Wirbelsäule hatte, nahmen allmählich ab. Meine Knochen stießen nicht mehr ungedämpft auf die Außenwelt.

Ich gewöhnte mich langsam an das Gewicht. Mein Essverhalten veränderte sich. Ich versuchte möglichst viele gesunde, aber auch ungewohnte Dinge zu essen. Es war für mich nun akzeptabel zuzunehmen. Ich versuchte weiterhin, möglichst viel Gemüse und Obst zu essen, aber erlaubte mir gegen den Willen meiner Essstörung ab und zu auch gesunde Fette. Avocado, Eier und Nüsse waren tolerierbar für mich. Die Mengen wurden Tag für Tag gesteigert. Ich musste mich erst langsam an diese Lebensmittel gewöhnen.

Sport musste natürlich weiterhin sein. Ich war bereit, die Essstörung aufzugeben, aber nicht den Sport. Allerdings hinterfragte ich immer mehr meine Sporteinheiten und reduzierte diese auch immer mehr.

Du willst doch nicht fett werden, oder?
Du solltest sicherheitshalber joggen gehen, nur zur Sicherheit.
Das kann doch nicht schaden.
Du hast schon so viel zugenommen.
Du bist sicherlich bald übergewichtig!

Du lügst. Ich merkte, dass ich trotz reduzierter Sporteinheiten nicht unglaublich schnell zunahm. Ich aß mehr, aber mein Gewicht ging nur langsam nach oben. Anscheinend musste ich nicht krankhaft viel Sport treiben, um schlank zu bleiben. Da konnte die Magersucht noch so stark dagegen schreien. Mir wurde bewusst, dass ich „es" steuern kann. Ich konnte meine Magersucht jeden Tag stärker kontrollieren. Mit der Zeit merkte ich, dass ich nicht mehr auf sie angewiesen war. Die Gewichtszunahmen, die mir am Anfang noch schwer zu schaffen gemacht hatten, wurden normal. Ich wog mich immer seltener. Ich merkte meine Veränderungen und Fortschritte sowohl körperlich wie auch psychisch deutlich.

Auch mein Umfeld wurde immer mehr auf meine äußere Veränderung aufmerksam. Ich bekam Lob, dass ich wieder besser aussähe und dass ich hübscher geworden sei. Das gab mir die Bestätigung von außen. Ich war auf dem richtigen Weg.

Ich aß immer mehr. Und ich merkte, wie die Erfolge kamen. Natürlich gab es Wochen, an denen ich meine Zunahmeziele nicht erreichte oder in denen ich sie sogar weit verfehlte. Diese Tatsachen hielten mich allerdings nicht davon ab, wieder gesund zu werden. Vielmehr gaben mir solche Rückschläge immer wieder neue Motivation, es endlich zu schaffen.

Gewicht: 45 Kilogramm
Verhältnis zu meinem Körper (1 = Selbsthass, 10 = Selbstliebe): 2
Glaube daran, dass ich gesund werden kann: 55 Prozent

Die 45 Kilogramm-Marke war geknackt. Ich merkte deutliche Verbesserungen in meiner Konzentrationsfähigkeit. Ich konnte nun wieder relativ gut den Gesprächen meiner Mitmenschen folgen, da meine Gedanken weniger abschweiften. Ich nahm weniger Kalorienberechnungen vor und die Panik, die während meiner Magersucht schon Stunden vor jeder Mahlzeit aufstieg, kam nur noch sehr selten. Ungewohnte Situationen, wie Geburtstagsfeiern oder Ausflüge stellten allerdings weiterhin eine Herausforderung für mich dar. Mit meinem alltäglichen Tagesablauf konnte ich jedoch schon sehr gut umgehen.

Ein weiteres Ziel war erreicht. Mir passten die Hosen meiner kleinen Schwester nicht mehr. Ich brachte sie sofort in den Kleiderschrank meiner Schwester zurück. Hätte ich sie weiterhin in meiner Nähe belassen, hätte ich mir die Option freigehalten, diese irgendwann wieder zu tragen. Doch diese Option wollte ich mir gar nicht freihalten. Ich wollte sie nie wieder tragen können. So dünn wollte ich nie wieder sein. Meine „alten“ Hosen, die ich noch aus der Zeit vor meiner Magersucht besaß, waren mir allerdings weiterhin zu groß. Dies gab mir das Gefühl, dass eine weitere Gewichtszunahme noch in Ordnung sei. Ich hatte vor meiner Krankheit schließlich 52 Kilogramm gewogen. Das sind noch sieben Kilogramm, die ich bis zu diesem Gewicht zunehmen konnte.

Vergiss nicht, Annika.
Du hast bereits zehn Kilogramm zugenommen.
Zehn Kilogramm trägst du jetzt mehr mit dir herum.
Jeder normale Mensch würde sich da Gedanken machen.
Somit ist es auch normal, wenn du jetzt anfängst darüber nachzudenken, ob deine Gewichtszunahme sinnvoll ist.
Bis du das Gewicht wieder herunter hast, das dauert.
Wie konnte es überhaupt soweit kommen?
Wie viel hast du denn gegessen, um zehn Kilogramm zuzunehmen?
Das kann nicht sein.
So viel hast du doch nicht gegessen.
Zehn Kilogramm sind viel zu viel.
Du solltest weniger essen, damit du nicht so schnell zunimmst.

Halt Stopp, Annika! DU willst zunehmen. DU willst gesund werden. Lass die Magersucht, Magersucht sein. Diese Gedanken beeinflussen dich nicht mehr. Die Magersucht hat dir nichts mehr zu sagen! 45 Kilogramm sind bei deiner Körpergröße immer noch sehr wenig.

Um mir meine Fortschritte noch einmal vor Augen zu führen, kramte ich manchmal alte Bilder von mir hervor. Zum Glück hatte meine Oma dafür gesorgt, dass ich ein paar wenige Bilder von mir hatte, die mich mit 35 Kilogramm abbilden. Ich hatte sie in eine Box gesteckt und weit hinten im Schrank versteckt. Ich konnte diese Bilder kaum mehr ertragen. Ich konnte es nicht fassen, wie ich meinen Körper geschändet hatte und wie abgemagert ich war. Ab und zu schaute ich sie mir dennoch an. Wenn ich sie anschaute, holte ich mir gleich danach noch etwas zu essen, um auch ja genug gegessen zu haben. Nie wieder wollte ich so dünn sein.

Ich reflektierte immer öfter, wie weit ich schon gekommen war. Das gab mir Kraft. Jeden Tag entschied ich mich aufs Neue, lieber 100 Kalorien mehr zu essen als 100 Kalorien zu wenig. Ich wollte schneller zunehmen. Ich gewöhnte mich immer mehr an meinen Körper und war immer zufriedener mit mir. Wie paradox das Ganze doch war. Vor ein paar Wochen hätte ich dies nicht in meinen kühnsten Träumen für möglich gehalten. Ich betrachtete mich jeden Tag im Spiegel und akzeptierte meine körperliche Veränderung jeden Tag mehr. Ich beschäftigte mich viel mit dem Thema Selbstliebe und versuchte meine Gedanken auf die Dinge zu lenken, die ich schön fand an mir fand. Ich versuchte die Stellen, die ich nicht an mir mochte, erst einmal zu ignorieren. Im Verlauf meiner Gewichtszunahme lernte ich auch diese „unschönen" Stellen an mir zu lieben oder wenn das unmöglich erschien, diese zu akzeptieren.

Mein Körper veränderte sich nicht nur in seiner Form. Auch meine Haare veränderten sich. Der Haarausfall hatte auf meinem Kopf deutliche Spuren hinterlassen. Ich hatte mich selbst in näherer Zukunft mit einer Glatze gesehen. Doch durch das regelmäßige Essen und die Eisentabletten wurde der Haarausfall gestoppt. Was zudem schön anzusehen war, ich hatte immer mehr „Babyhaare" auf dem Kopf, die nachwuchsen. Zwar würde es Jahrzehnte dauern, bis diese kurzen Härchen die Länge meiner übrigen Haare erreicht hatten, aber es war ein Anfang. Mein Körper hatte also schon wieder so viel Energie, dass er Haare wachsen ließ.

Gewicht: 48 Kilogramm
Verhältnis zu meinem Körper (1 = Selbsthass, 10 = Selbstliebe): 3,5
Glaube daran, dass ich gesund werden kann: 70 Prozent

Ich war nun so weit gekommen und wog 48 Kilogramm. Mein Gewicht stagnierte über Wochen. Nichts ging mehr vorwärts. Mir war lange nicht klar, warum sich mein Gewicht nicht veränderte. Ich war mir sicher, dass ich genug aß und doch eigentlich zunehmen wollte. Doch wollte ich das wirklich? Die Antwort wurde mir nach einigen Wochen bewusst. Ich wollte nicht zunehmen. Das „eigentlich" hinderte mich an der Zunahme. Um genau zu sein, hinderte mich die Magersucht an meiner Zunahme. Ich ruhte mich auf ihr aus. Sie hatte mich immer noch unter Kontrolle. Ich entwickelte zwar langsam, aber sicher, ein besseres Verhältnis zu Sport und Ernährung, allerdings hatte ich weiterhin Glaubenssätze in mir verankert, die mich zurückhielten, weiter zuzunehmen. Ich hatte Angst, Angst weiter zuzunehmen. Es kostete mich lange Zeit viel Energie und etliche gedankliche Auseinandersetzungen mit mir selbst, um diese Angst zu überwinden. Ich fasste den Beschluss, die 52 Kilogramm wieder zu erreichen, also mein Ausgangsgewicht. Wenn ich dies hätte, könnte ich immer noch schauen, wie ich mich dann fühlte. Ich weiß ja schließlich, wie ich abnehmen kann.

Ich merkte, dass sich langsam auch etwas an meiner Lebensmittelauswahl ändern musste. Ich verzehrte unglaublich viele Kohlenhydrate, da ich von diesen verhältnismäßig viel essen konnte, ohne zu schnell zuzunehmen. Ich aß zu diesem Zeitpunkt wieder unglaublich gerne und viel. Das einzige Problem war, dass man sich mit einem Topf Reis im Bauch kaum mehr bewegen kann und schlimme Bauchschmerzen bekommt. Irgendetwas musste ich somit ändern. Ich war mir aber im gleichen Moment auch nicht sicher, ob ich meine Ernährung umstellen konnte. Zu sehr hatte ich mich an die großen Mengen gewöhnt und zu gerne aß ich diese auch. Mein Magen war gedehnt und wollte dementsprechend auch, dass ich eine große Menge an Nahrung verschlang.

Ich erinnerte mich zurück an meinen Zustand mit 35 Kilogramm. Ich hatte es schon einmal geschafft, meine extremen Gewohnheiten zu ändern. Also werde ich es wieder schaffen können. Ich fasste den Beschluss, allmählich das Volumen zu reduzieren und mehr Lebensmittel wie z.B. Süßigkeiten in meinen Speiseplan einzubauen. Ich schaffte keine Umstellung von heute auf morgen, aber meine Entscheidungen lenkten mich jeden Tag etwas näher zu meinem Ziel. Ich merkte endlich, dass meine Angst vor ungewohnten Lebensmitteln absolut unberechtigt war. Die Angst, „ungesunde" Lebensmittel machen mich dick, verflog schnell. Ich merkte, dass es keine gesunden und ungesunden Lebensmittel gibt. Diese Kategorisierung war nur in meinem Kopf präsent. Sie existiert nicht. Jedes Lebensmittel erfüllt die Funktion, uns mehr oder weniger Kalorien zur Verfügung zu stellen, damit wir überleben. Einige Lebensmittel enthalten wichtige Mineralien, Vitamine und Nährstoffe, die essenziell sind für den Menschen. Andere Lebensmittel enthalten diese nur in geringen Mengen oder gar nicht. Aber das ist nicht so wichtig. Letztlich sagt mir mein Körper, auf was er gerade Hunger hat. Ich sollte einfach öfter auf ihn hören. Essen kann man auch einfach nur genießen.

Neben der Änderung der Lebensmittelauswahl, veränderte sich auch meine Kältewahrnehmung. Ich fror immer seltener. Es gab nur noch wenige Tage im Jahr, an denen ich mich warm anziehen musste, um nicht zu frieren. Ich konnte endlich wieder T-Shirts im Sommer tragen und meine dicken Strickpullover getrost im Schrank hängen lassen. Die langen Härchen an meinen Armen und an meinem Rücken waren auch endlich verschwunden. Mein Körper konnte sich nun wieder ohne „Hilfsmittel“ warm halten.

Joggen gehen musste ich nicht mehr. Mein Sportverhalten veränderte sich dahingehend, dass ich nur noch den Sport trieb, den ich wirklich machen wollte. Das war Leichtathletik und Krafttraining, zwei Sportarten, die mir Kraft gaben und die es mir ermöglichten, ein positives Körpergefühl zu entwickeln.

Gewicht: 52 Kilogramm
Verhältnis zu meinem Körper (1 = Selbsthass, 10 = Selbstliebe): 6
Glaube daran, dass ich gesund werden kann: 80 Prozent

Ich hatte es nun schwarz auf weiß. 52 Kilogramm waren erreicht. Ich konnte es kaum glauben. Ich fühlte mich nicht sonderlich schlecht mit diesem Gewicht. Es war okay für mich. Ich konnte mich mit diesem Gewicht anfreunden. Vor zwei Jahren habe ich mich bei diesem Gewicht viel zu dick gefühlt. Ich war unzufrieden mit mir und ich hasste meinen Körper. Aber jetzt fand ich es okay. Das gibt es doch nicht? Der Körper war doch der gleiche?

Ja, es war der gleiche Körper. Aber der Kopf, das steuernde Organ, hatte sich verändert. Er hatte seine Denkweise verändert. Ich hatte meine Denkweisen und die Liebe zu mir selbst verändert.

Die Zahl auf der Waage hatte kaum mehr eine Bedeutung für mich. Ich konzentrierte mich auf mein Erscheinungsbild im Spiegel. Ich fand es okay. Ich sah nicht dick aus. Klar, ich hatte Stellen, die mir nicht sonderlich gut gefielen, aber alles in allem sah ich gut aus. Ich war okay, so wie ich bin. Ich konzentrierte mich auf Dinge, die wichtiger waren als die Frage, was ich morgen zum Frühstück esse. Diesen Gedanken wollte ich einfach keinen Raum mehr geben. Ich brauchte neue erfüllende Dinge, die Zukunftspotential hatten. Was bringt es mir, wenn ich weiterhin jeden Tag Kalorien zähle, um nicht zuzunehmen. Wie viel Lebensfreude,

Spontanität und Spaß würden mir dadurch bleiben?

Klar brauchst du das weiterhin.
Wer sonst gibt dir Liebe und hört dir zu, wenn es dir dreckig geht.
Du brauchst mich.
Du kannst mich nicht stumm schalten.
Ich bleibe bei dir und beschütze dich.
Wenn alle gehen, dann bleibe ich bei dir.
Ich beschütze dich vor dieser ungerechten Welt.
Ich werde immer zu dir stehen.
Ich halte dich, wenn du fällst.
Ich gebe dir den Sinn, den du die ganze Zeit suchst.
Ich bin dein Sinn.
Ich bin dein Lebenssinn.

Stopp! Ich brauche niemanden, der zu mir steht, denn ich selbst stehe schon zu mir. Ich brauche niemanden, der mich verhungern lässt. Das ist krank. Ich brauche diese mich zu Tode richtende Krankheit nicht mehr. Magersucht steht im Widerspruch zum Leben. Ich will Leben. Also weg mit dir!

Ich bekam immer mehr Kommentare von Freunden und Bekannten. Ich sah nicht mehr krank aus. Ich hatte wieder ein gesundes Gewicht. Es machte mich unglaublich stolz, wie weit ich gekommen bin. Ich hatte eigenständig 17 Kilogramm zugenommen. Und ich fühlte mich nicht fett. Ich passte wieder in meine alten Kleider und auch meine Energie wurde immer mehr. Jeden Tag verspürte ich mehr Lebensfreude. Ich konnte es kaum fassen. Noch nie zuvor war ich so zufrieden mit meinem Körper gewesen. Es war unbegreiflich. Wie kann es sein, dass ich erst magersüchtig werden musste, um meinen Körper zu lieben? Ich kann meine Gefühle nicht in Worte fassen.

Gewicht: 55 Kilogramm
Verhältnis zu meinem Körper (1 = Selbsthass, 10 = Selbstliebe): 7
Glaube daran, dass ich gesund werden kann: 90 Prozent

Immer mehr ließ ich die Waage Waage sein und konzentrierte mich auf mein eigenes Körpergefühl. Wie fühle ich mich? Hat diese Zahl auf der Waage, mein Gewicht, irgendeine Bedeutung für mich? Warum muss ich mich wiegen, wenn ich mich wohlfühle? Warum legen so viele Menschen einen so großen Wert auf die Zahl auf der Waage? Warum habe ich mich so krankhaft auf eine Zahl auf der Waage konzentriert? Ist das nicht nur eine Zahl?

Die Waage gibt dir im Endeffekt eine Zahl. Es ist nur eine Zahl. Sie ändert nichts an meiner Selbstliebe oder meinem Selbstwert. Ich bin gut so wie ich bin, auch wenn die Zahl auf der Waage schwankt. Die Zahl auf der Waage hat rein gar nichts zu sagen. Dass weniger Gewicht mich glücklicher machen könnte, war ein fataler Trugschluss. Ich fühlte mich mit 35 Kilogramm so schrecklich wie noch nie. Es bringt überhaupt nichts abzunehmen, wenn du dich nicht selbst liebst wie du bist. Nur weil du weniger wiegst, liebst du dich nicht mehr.

Nach über zwei Jahren hatte ich endlich einen relativ normalen Umgang mit dem Essen erreicht. Ich kann essen, was ich möchte, ohne die nächsten 15 Tage Schuldgefühle zu haben. Ich kann mich wieder konzentrieren. Mein Kopf denkt nur noch dann an Essen, wenn ich Hunger habe oder der Kühlschrank mal wieder aufgefüllt werden muss. Heute ist es mir einerlei, wie viel ich wiege. Hauptsache, ich fühle mich in meinem Körper wohl und habe genug Energie für meinen Alltag. Endlich fühle ich mich wieder fit wie ein Turnschuh. Fit genug, um an den richtigen Spielen teilzunehmen, an dem Spiel des Lebens. Ich bin bereit, diese Spiele zu gewinnen und das Beste aus meinem Leben zu machen. Schließlich war die Vorbereitung hart, aber meiner Meinung nach erfolgreich.

In diesem Lebensabschnitt ereignete sich auch etwas, was ich vermutlich niemals vergessen werde. Es ereignete sich der wohl emotionalste Moment, dem ich während meiner Krankheit begegnet bin. Er traf mich, um genau zu sein auf der Toilette. Oh ja, du hast richtig gelesen, auf der Toilette im Erdgeschoss unseres Familienhauses. Ich konnte mein Glück kaum fassen, als ich eine von Blut verschmierte Unterhose entdeckte. Ich konnte es nicht glauben, aber da war wirklich Blut. Über zwei Jahre kam kein Blutstropfen mehr aus meinem Körper. Selbst meine Frauenärztin hatte keine großen Hoffnungen, dass ich meine Periode jemals wieder bekommen würde. Und hier war sie. Ich musste ständig auf die Toilette gehen, um zu schauen, ob sie auch wirklich noch da war und ich sie mir nicht nur eingebildet hatte. Aber ja, sie war wieder da und ist es auch bis heute noch.

Insbesondere junge Frauen sind sehr genervt, wenn sie ihre Tage bekommen. Ich liebe meine Periode. Sie zeigt mir immer wieder, dass mein Körper mir verzeiht und ich irgendwann vielleicht zwei kleine reizende Babys gebären kann. Diese Tatsache grenzt an ein Wunder. Jeden Monat freue ich mich immer wieder aufs Neue, wenn ich sehe, dass mein Körper gesund ist und ich die Möglichkeit habe, Mama zu werden. Dieses Ereignis gab mir die Bestätigung: Es hat sich gelohnt, diesen Kampf auf mich zu nehmen!

Gewicht: gleichgültig

Verhältnis zu meinem Körper (1 = Selbsthass, 10 = Selbstliebe): 8,5
Glaube daran, dass ich gesund BIN: 100 Prozent

Ich möchte nie wieder so energielos sein wie in der Zeit meiner Magersucht. Selbst mit 27 Kilogramm mehr als zur Zeit meines niedrigsten Gewichts fühle ich mich absolut wohl in meiner Haut. 27 Kilogramm. Das ist fast das Doppelte. Ich kann es bis heute noch nicht fassen. Was die Stimme der Magersucht dazu sagt, kann ich dir nicht sagen. Sie ist zu leise, ich kann sie nicht mehr hören. Zudem hat sie keinen Platz mehr in meinem Kopf. Dort befinden sich zu viele andere Dinge, die deutlich wichtiger sind. Selbstliebe und Akzeptanz ersetzen Hunger und Waage.

Endlich habe ich meine Lebensenergie zurück. Ich habe endlich wieder Energie über Pflöcke auf dem Gehweg zu springen und zu lachen. Ich würde am liebsten den ganzen Tag durch die Gegend springen, vor Freude, dass das wieder möglich ist. Das Leben bietet Möglichkeiten, die ich vorher nicht wertgeschätzt hatte.

Ich kann von mir behaupten, dass ich endlich frei bin. Heute bedeutet Freiheit für mich, die Möglichkeit zu haben, an das zu denken, was ich möchte. Ich war über mehrere Jahre in Gedanken gefangen, die reduziert waren, reduziert auf Dinge wie Nährwerttabellen und

Kalorien. Ich hatte gar keinen Platz für selbstliebende, zufriedene und akzeptierende Gedanken. Nur Hass und Wut gegen meinen eigenen Körper prägten mich und mein eigenes Ich, meine eigene Persönlichkeit. Ich versuche jetzt bewusst, nur den Dingen in meinem Kopf Raum zu geben, die mir Freude bereiten oder die mich weiterbringen. Negative Gedanken haben fast keinen Platz mehr. Warum sollten sie auch? Das Leben ist viel zu kurz, um es mit negativen Gedanken oder dämlichen Kalorienangaben zu verschwenden.

Welche Gedanken streichst du ab heute aus deinem Kopf?
Welche Gedanken halten dich zurück?

...Auf was wartest du?

„Ich will das selbst schaffen!“

Leidenschaft gibt dem Leben Kraft und Bedeutung. Ohne Leidenschaft gibt es keine Größe... Sie werden erfahren, wie sich diese innere Kraft durch eigene Ziele aktivieren lässt.

Anthony Robbins, Grenzenlose Energie

Weil ich mir das so in den Kopf gesetzt habe, wollte ich ehrgeiziges Mädchen es auch selbst herausschaffen. Ich wollte allen beweisen, dass ich keine „dumme Klinik“ brauche, um gesund zu werden. Ich wollte eigenständig gesund werden. Ich wollte stärker werden. Ich wollte meinen eigenen individuellen Weg aus der Krankheit finden, unabhängig von irgendwelchen Programmen, Therapien oder sonstigem. Vielleicht wäre man strukturierter, zielstrebiger und schneller aus der Magersucht herausgekommen, doch ich wollte es so. Ich bin einerseits froh, dass meine Eltern mir zwar angedroht haben, mich in eine Klinik einzuweisen (Was in meiner damaligen Situation als positiver Druck wirkte), sie mir allerdings soweit vertraut haben, dass ich es selbst schaffen könnte und mich zuhause wohnen ließen. Vermutlich hatten auch sie keine genauen Vorstellungen, wie krank ich wirklich war. Ich hatte ja oft genug gesagt: *„Ich bin nicht krank! Lasst mich in Ruhe!“.* Diese Aussagen tätigte ich insbesondere als sich meine psychischen Störungen auf mein Erscheinungsbild auswirkten und Familie sowie Freunde misstrauisch wurden.

Zwar habe ich es geschafft, ohne professionelle Hilfe aus dieser Krankheit herauszukommen. Doch könnte es in manchen Fällen sinnvoll sein, sich professionelle Hilfe zu suchen. Es kommt natürlich immer auf den Grad der Magersucht an. Jede Magersucht ist anders und keine lässt sich auf die gleiche Art und Weise behandeln. Wichtig bei der Entscheidung, ob man professionelle Hilfe annehmen sollte oder nicht, ist der körperliche Zustand. Bei lebensbedrohlichem Untergewicht stellt sich nicht die Frage, ob man Hilfe zulässt, sondern wie man sie schnellstmöglich bekommt. Ich bin kein Arzt. In manchen Fällen ist es durchaus sinnvoll, dass Eltern oder Ärzte diese Entscheidung gegen den Willen der Betroffenen treffen.

Was können andere aus meiner Geschichte lernen?

Nicht, was wir erleben, sondern wie wir empfinden, was wir erleben, macht unser Schicksal aus.

Marie von Ebner-Eschenbach

Vermutlich kann niemand verstehen, wie unglaublich dankbar ich für meine Erfahrungen, meinen Schmerz und mein Leid bin. Es war die bisher dunkelste Phase meines Lebens. Und ich würde alles genau nochmal so erleben wollen. Ich kann mir mein Leben ohne diesen schwarzen Lebensabschnitt absolut nicht mehr vorstellen. Er ist Teil von mir und es gibt auch keinen Weg ihn in irgendeiner Weise zu verschleiern. Zu stark hat er mich geprägt und mich weitergebracht. Er hat mir gezeigt, an was ich arbeiten kann und welche Potentiale in mir schlummern. Doch diese sehe ich nicht nur in mir, sondern in allen Menschen. Jeder hat eine unaufhaltsame Stärke in sich, die er finden und leben kann. Jeder hat ein Leben, das er so leben sollte, wie er möchte.

Ich glaube, dass wir gerade aus den dunklen Zeiten unseres Lebens so viel mitnehmen können. Wir können diese Zeiten so interpretieren, dass wir Inspiration erfahren. Diese Inspiration ist wichtig, um neue Energie für Lebenskraft und Lebensfreude zu finden. Wir bekommen Anstöße über unser eigenes Leben nachzudenken. Wir werden plötzlich frei, sehen Möglichkeiten, die vorher nicht da waren und gehen Wege, die wir vorher niemals geglaubt hätten, gehen zu können. Letztlich habe ich es eigenständig geschafft, die Krankheit hinter mir zu lassen. Es war eine Heilung, die von meinem Inneren ausging und mich zuletzt nach vorne gebracht hat.

Waren diese Umstände vielleicht nötig für meine eigene Entwicklung?

Diese Frage kann ich heute eindeutig mit „Ja“ beantworten. In meinem Fall war sie unbedingt notwendig, um mich in meiner Entwicklung nach vorne zu bringen. Ich habe viele Dinge durch die Magersucht gelernt und eine andere Sichtweise auf die Welt bekommen.

Lektion 1:

Glaubenssätze können dein Leben limitieren

Es ist die Stimme, die in meinem Kopf zu mir spricht. Sie redet mir ein, dass ich nicht gut genug bin, dass ich etwas nicht schaffe und meine Ziele nicht erreichen kann. Diese Glaubenssätze halten mich vom Handeln ab. Wie soll ich meine Ziele erreichen, wenn ich selbst nicht daran glaube?

Rückblickend waren negative Glaubenssätze schon immer in meinem Unterbewusstsein verankert. Meine Lieblingssätze während meiner Schulzeit waren unter anderem:

„Ich kann das nicht!“
„Ich check das nicht!“
„Ich bin zu schlecht dafür!“
„Alle anderen sind besser als ich!“
„Nichts bekomme ich auf die Reihe!“

Das Traurige war, in manchen Bereichen war das auch so. Ich habe nicht an meine eigenen Fähigkeiten und Talente geglaubt. Durch die intensive Auseinandersetzung mit meiner Psyche und meinem Körper habe ich gelernt, wie wichtig meine inneren Einstellungen für mein Leben sind.

Ich habe gelernt, dass man Glaubenssätze an manchen Punkten anzweifeln sollte, wenn sie eine negative Auswirkung auf dein Leben haben. Doch meistens nimmst du nicht die negativen Glaubenssätze wahr, sondern du leidest höchstens an den Auswirkungen. Erst viel später wirst du durch Zufall oder durch gezielte Fragen herausfinden, welche Glaubenssätze sich hinter deinen Handlungen verstecken.

Die letzten Jahre waren sehr lehrreich. Heute weiß ich, wie wichtig es ist, positive Gedanken und Glaubenssätze zu haben, um ein erfolgreiches und gesundes Leben zu führen.

Lektion 2:

Gewohnheiten sind durch Willenskraft veränderbar

Eng mit den Glaubenssätzen sind auch Willenskraft und Mut zur Veränderung der Gewohnheiten verbunden. Ich musste jeden Tag gegen alle Gewohnheiten und Glaubenssätze arbeiten, um neue Glaubenssätze mit anderen gesunden Angewohnheiten in mir zu festigen. Die Krankheit hat ungewollt lebensbehindernde Dinge als Gewohnheiten in mir etabliert, z.B. ständige Angstgefühle, Kalorienzählen, extra Fußbewegungen, um mehr Kalorien zu verbrennen. Meine Aufgabe bestand darin, diese zu erkennen und sie zu verändern. Dass es nicht einfach ist, Gewohnheiten von einem auf den anderen Tag zu ändern, wurde mir schnell bewusst. Das Gehirn möchte diese Dinge nicht aufgeben, denn sie geben ihm Sicherheit. Hier ist Ausdauer gefragt, denn im Verlauf der Krankheit haben sich so einige Gedanken tief in mein Gehirn gebrannt und wollten keine Änderungen zulassen. Ich wollte meine Komfortzone nicht verlassen. Heute weiß ich, dass es sich mehr als gelohnt hat.

In welchen Bereichen hast du viel und in welchen wenig Willenskraft?
Wie kannst du eine stärkere Willenskraft erzielen?

Lektion 3:

Du hast nur ein Leben und nur einen Körper

Es gibt ein Leben vor dem Tod.
Drafi Deutscher

Die Magersucht hat mich gelehrt, wie wichtig mein Körper, meine Gesundheit und mein Leben sind. Ich habe durch sie gelernt, dass ich auf meinen Körper aufpassen muss, denn ich habe nur einen. Ich bekomme keinen zweiten, wenn ich mich selbst zerstöre. Ich sehe es viel zu oft, wie Menschen unachtsam mit ihrem Körper umgehen und ihn durch Rauchen oder Inaktivität schädigen. Ich weiß, der Körper kann dir vieles verzeihen. Das habe ich am eigenen Leibe erfahren. Allerdings wird er dir nicht alles verzeihen, wenn du ihn über Jahre hinweg misshandelst.

Auch war es mir während meiner Magersucht nicht möglich, die zu sein, die ich eigentlich sein wollte. Zu stark hatte sie mich unter Kontrolle und somit auch die Gewalt über meine Gedanken, Handlungen und Entscheidungen. Jetzt lebe ich mein Leben so, wie ich es gerne hätte. Niemand, sei es die Krankheit, gesellschaftliche Zwänge oder andere Personen können mir vorschreiben, wie ich mein Leben zu leben habe. Dafür ist mir mein Leben viel zu wertvoll. Es lohnt sich, das Beste daraus zu machen. Nutze die Möglichkeiten, die dir zur Verfügung stehen.

Lektion 4:

Reflektiere und überprüfe deine Handlungen

Ich habe gelernt, dass man in manchen Lebenssituationen, wenn nicht sogar in allen, sein Handeln hinterfragen sollte. Selbstreflexion ist ein mächtiges Werkzeug, wenn man es richtig benutzt. Selbstreflexion ist nichts anderes als die eigenständige Auseinandersetzung und Beschäftigung mit sich selbst.

Bin ich noch auf dem richtigen Weg?
Wo will ich überhaupt hin?

Wenn man sein Verhalten hinterfragt und analysiert, wird man erkennen, welche Gewohnheiten und Muster sich über Jahre hinweg unbemerkt eingeschlichen haben. Manchmal muss man einfach aufwachen und sich eingestehen, dass man nicht richtig liegt, sich selbst aufrütteln und sagen: Ich möchte etwas verändern! Ich möchte mein Leben so nicht mehr leben! Schließlich habe ich nur eines. Wäre ja schade, sein Leben nicht zu nutzen, wenn man nur eines hat.

Lektion 5:

Aussehen ist nicht alles

Wichtig ist, was in einer Person steckt. Diese Aussage hört man so oder ähnlich öfter. Unter dem äußeren Erscheinungsbild kann sich jeder etwas vorstellen. Das ist präsent und für jeden ersichtlich. Wir geben viel Geld für teure Statussymbole aus und posten ständig neu gekaufte Produkte auf Instagram oder Snapchat. Diese Dinge sind von außen gut sichtbar und wir erhoffen uns durch diese Gegenstände mehr Anerkennung und Akzeptanz von außen. Vermutlich ist das auch der Grund, warum wir sehr viel Zeit in die Pflege unseres Äußeren legen, aber die innere Gesundheit und Schönheit gering schätzen. Doch gerade in diese sollten wir Geld und Zeit investieren, denn sie sind das einzig Wichtige, das wir haben. Das äußere Erscheinungsbild kann dir schnell genommen werden, sei es deine teure Kleidung oder dein jahrelang durch Pflegeprodukte und Training gestalteter Körper. Wenn die psychische Gesundheit nicht gegeben ist, wird dies auch außen sichtbar.

Lektion 6:

Du kannst alles schaffen, wenn du es nur willst

Wenn es einen Glauben gibt, der Berge versetzen kann, so ist es der Glaube an die eigene Kraft.
Marie von Ebner-Eschenbach

Ich war und bin stolz auf mich. Ich habe es alleine geschafft, die Krankheit hinter mir zu lassen. Ich habe jeden Tag gegen meine Ängste gekämpft, gekämpft gegen die kritisierenden Worte misstrauischer Außenstehender. Nicht alle Menschen haben daran geglaubt, dass ich es schaffen werde, jemals wieder gesund zu werden. Viele haben mich vermutlich sogar innerlich schon für tot erklärt. Da haben sie sich allerdings getäuscht. Ich habe nicht aufgegeben. Ich habe nicht zugelassen, dass mich eine psychische Krankheit verhungern lässt. Ich habe Stärke in der Krisensituation gezeigt. Ich war in einer scheinbar aussichtslosen Situation optimistisch und habe nach vorne geschaut. Ich habe es geschafft. Die in diesem Kampf mobilisierten Kräfte haben mir gezeigt, was ich alles erreichen kann. Dadurch konnte ich erst erfahren, welches Potential in mir steckt. Denn wer einmal dem Tod entflohen ist, den kann keiner so schnell einholen. Ich will leben, hier und heute.

Welche Potentiale stecken in dir?
Auf was bist du stolz?
Zu was bist du alles fähig?
Welche Niederlagen haben dir neue Kraft und Energie gegeben?
Bist du ein Gewinner?
Bist du auch ein Lebenssprinter?
Was hast du bisher schon erreicht?

Lektion 7:

Jeder erlebt Rückschläge

Scheitern ist nicht so schlimm. Schlimm ist, nichts versucht zu haben.
Heinz Eggert

Das wohl Wichtigste, was ich gelernt habe, ist, dass jeder mit irgendwelchen Dingen zu kämpfen hat. Jeder wird in seinem Leben früher oder später mit einem Rückschlag zu kämpfen haben, seien es Depressionen, Mobbing, Krankheiten, Todesfälle, Burnout, Ablehnungen oder materielle Verluste. Die meisten Lebenswege verlaufen nun mal nicht gerade. Verschiedene Umstände können dich ausbremsen oder sogar zu einer Pause zwingen.

Meine Krankheit war für mich ein heftiger Rückschlag. Ich wollte sie mir anfangs nicht eingestehen. Doch im Nachhinein weiß ich, dass ich mich ohne sie niemals zu der Person hätte entwickeln können, die ich heute bin. Das Leben gibt dir immer Herausforderungen, an denen du wachsen kannst und zeigt dir Dinge auf, an denen du noch arbeiten musst. Die Magersucht war wie ein Taschenlampenstrahl in der Dunkelheit für mich, der mir mit seinem

Lichtstrahl Hinweise gab, an was ich arbeiten muss. Die scheinbar aussichtslose Situation war am Ende für mich zu bewältigen und gab mir Anstöße mich weiterzuentwickeln. Nur durch diesen „Rückschlag" habe ich mich besser kennen lernen können.

Letztlich stellt sich nur die Frage, wie du mit Niederlagen umgehst. Im ersten Moment fühlt es sich für dich vielleicht an, als hättest du versagt und nichts macht mehr Sinn. Im Nachhinein wirst du aber feststellen, dass diese Ereignisse notwendig waren, um dich auf deinem Weg aus der Magersucht weiterzubringen. Du solltest dir deshalb keine Vorwürfe machen und dein Ziel gesund zu werden konsequent weiterverfolgen.

Zusammenfassend weiß ich nun, dass die scheinbar größten Rückschläge auch die größten positiven Persönlichkeitsveränderungen mit sich bringen.

Lektion 8:

Die Hoffnung stirbt niemals

Ich habe davon gelesen, dass Hoffnung bei der Genesung schwerer Krankheiten helfen soll. Ich würde dieses Forschungsergebnis durch meine Erfahrungen unterschreiben. In mir war die Hoffnung, dass ich es schaffen kann, diese schwere Zeit zu überwinden. Hoffnung beinhaltet eine Perspektive und gibt Kraft weiterzuleben. Hoffnungslosigkeit macht blind, blind für die Lösung, selbst wenn sie noch nicht existiert. Ich wusste, auf was ich hoffte. Auch wenn ich nicht wusste, wie dieser Weg aussehen wird und welche Hindernisse auf mich warten. Mein Ziel stand ganz konkret fest. Ich möchte gesund sein und wieder Freude am Leben haben. Mein Ziel war immer präsent. Ich habe mir mein Ziel immer wieder vor Augen gerufen. So habe ich Bilder von meiner Magersucht angeschaut und den mit den Bildern verbunden Emotionen freien Lauf gelassen. Durch die aufkommenden Emotionen konnte ich fühlen, wo ich hingehen wollte. Ich wollte die Krankheit hinter mir lassen und ein glückliches, eigenständiges Leben führen. Das Ziel war fühlbar und ich hoffte, es zu erreichen.

Wohin willst du?
Was ist dein Ziel?

Was gewinnst du?
Auf was hoffst du?
Was sind deine Ziele für die nächsten Wochen, die nächsten Monate, die nächsten Jahre?
Was sind deine Lebensziele?

Das lässt sich auch auf alle anderen Lebensbereiche übertragen. Du musst nicht schwer krank sein, um hoffnungslos zu sein. Auch im Alltag ist es wichtig, die Hoffnung zu haben, dass nach jeder Niederlage auch wieder ein Erfolg kommt. Das Leben bringt nicht nur schöne Dinge mit sich. Man wird in den verschiedenen Lebenslagen immer wieder mit Schicksalsschlägen und Rückschlägen zu kämpfen haben. Wichtig ist, die Hoffnung auf das Gute niemals aufzugeben.

Lektion 9:

Ich bin so wie ich bin ideal

Die Magersucht hat mir geholfen, mich zu entwickeln, mich zu ent-wickeln, mich auszupacken. Sie hat mich gelehrt, mich von Äußerem, Zwängen und Erwartungen anderer Menschen zu lösen. Lange Zeit habe ich versucht, den Idealen zu entsprechen, die mir unsere Gesellschaft scheinbar vorgibt. Ich habe einem Ideal hinterher geeifert, dem ich niemals entsprechen könnte. Ich wollte dazu gehören und habe versucht, jedem zu gefallen und es allen recht zu machen. Ich wollte mit allen befreundet sein und möglichst beliebt werden. Das wollte zumindest mein „Ideal-Ich". Das „Ideal-Ich" ging auf Geburtstagsfeiern oder soziale Veranstaltungen, weil es sich dazu verpflichtet gefühlt hat. Wohl gefühlt habe ich mich auf den Feiern meistens nicht. Mein „Ich" konnte nicht viel mit betrunkenen Teenagern anfangen, die alles dafür gaben, ihren Körper zu vergiften. Ich konnte mich einfach nicht damit identifizieren und verstand den Sinn dahinter nicht, dass es erstrebenswert ist, am nächsten Tag verkatert aufzuwachen. Das war einfach nicht „Ich". Um meinem „Ideal-Ich" irgendwie gerecht zu werden, ging ich trotzdem hin und fühlte mich zugleich unglaublich schlecht dabei. Getrunken habe ich dennoch nichts, denn es war es mir nicht wehrt, meinen Körper so zu schädigen.

Heute muss ich auf keiner Party mehr anwesend sein, nur damit ich dort gesehen werde. Meinem „Ich“ ist seine Lebenszeit zu schade, um auf Partys zu gehen, um dem „Ideal-Ich“ zu entsprechen. Ich versuche nur noch bewusst auf Veranstaltungen zu gehen, bei denen ich mich wohlfühle oder von denen ich mir einen Mehrwert erhoffe, sei es Spaß oder ein nettes Gespräch.

Generell habe ich die „blöden“ Wörter wie „müsste“, „könnte“ und „sollte“ aus meinem Vokabular gestrichen.

Ich muss zur Veranstaltung XY. Ich könnte es sicher dort aushalten. Ich sollte wenigstens vorbeischauen, sonst sind die Anderen enttäuscht von mir.

Diese Wörter brauche ich nicht mehr, denn ich will und ich mache das, was ich möchte. Ich ziehe mein Ding durch und nicht die Erwartungen meines „Ideal-Ichs“. Statt dessen nutze ich meine Zeit, um den Interessen des „Ichs“ nachzugehen. Ich muss nicht mit dem Strom schwimmen, ohne zu hinterfragen, ob das für mich das Richtige ist. Ich habe gelernt, wie ich wieder authentisch bin und auf die Bedürfnisse des „Ichs“ höre.

Lektion 10:

Dankbarkeit für scheinbar alltägliche Dinge empfinden

Ich bin dankbar dafür, dass ich wieder Hunger spüren kann. Heute kann ich wieder spüren, wenn ich Hunger habe oder wenn ich satt bin. Das ist für die meisten Menschen selbstverständlich, doch ich kannte dieses Gefühl lange nicht mehr. Es kam erst sehr spät wieder zurück, aber es ist wieder da. Es war anfangs ziemlich befremdlich und ich habe dieses Gefühl irgendwie gehasst, aber zugleich auch unglaublich wertgeschätzt. Es war ein weiteres Zeichen dafür, dass mein Körper wieder funktionieren wollte.

Ich bin dankbar dafür, dass ich zwei gesunde, starke Beine besitze, die mich von A nach B transportieren. Ich bin dankbar, dass mir meine Dehnungsstreifen an den Beinen immer wieder zeigen, wie weit ich schon gekommen bin und was ich alles erreicht habe.

Ich bin dankbar für meine teilweise zurückgewonnene Oberweite. Durch die Magersucht habe ich fast meinen kompletten Busen verloren. BHs musste ich nicht mehr tragen, denn da war nichts mehr, was hätte gestützt werden können. Nachdem ich wieder einen erhöhten Fettgehalt aufweisen kann, sind natürlich meine Brüste auch wieder etwas größer geworden. Ich habe auch das Gefühl, dass sie noch etwas wachsen, denn Brüste können eigentlich bis zum 20. Lebensjahr wachsen. Das freut mich natürlich sehr, da ich nicht wirklich geglaubt hatte, dass der Körper nach so einer Hungerkur noch einmal meine Brust wachsen lässt.

Gleichzeitig habe ich auch gemerkt, dass ich und viele andere Menschen die kleinen Dinge des Alltags nicht wahrnehmen, weil wir viel zu schnell von A nach B hetzen. Dabei bietet uns das Leben so viele schöne Dinge, die wir einfach nicht wahrnehmen. Mich erfüllt es, bewusst auf die kleinen Dinge zu achten. Diese geben mir Kraft, meinen Alltag zu bewältigen und zeigen mir immer wieder aufs Neue, wie schön doch das Leben sein kann. Es ist nicht einfach, diese kleinen Dinge wahrzunehmen, aber man kann es jeden Tag aufs Neue versuchen.

Was habe ich heute Gutes erlebt?
Wofür bin ich dankbar?

Ich nehme bewusst das Lächeln der alten Frau wahr, die mir auf dem Gehweg entgegenkommt. Ich freue mich, dass mir die Haustür aufgehalten wird und ich nicht meinen Schlüssel aus der Tasche kramen muss.

Ich beobachte das Eichhörnchen, das über die Straße läuft.

Ich nehme die freundliche Art der Bäckereiverkäuferin wahr.

Ich freue mich, wenn jemand an mich gedacht hat und mir eine WhatsApp schickt oder mich anruft.

Ich bin dankbar dafür, dass ich eine Familie habe, die mich unterstützt.

Ich habe genug Essen, genug zu trinken und muss nicht hungern.

Ich habe die Möglichkeit in Deutschland in Frieden zu leben und kann das Bildungssystem nutzen.

Diese Alltagsdinge kann jeder in seinem Leben wahrnehmen und genießen. Sie sind kostenlos und begegnen dir mehrmals täglich.

Für was bist du heute dankbar?

Es kann sinnvoll sein, Dankbarkeitsübungen gezielt in deinen Alltag zu integrieren. Oft wird ein Dankbarkeitstagebuch empfohlen. Du könntest zum Beispiel abends drei Dinge aufschreiben, für die du dankbar ist. Wem das zu viel ist, der kann auch nur einmal die Woche in das Tagebuch schreiben.

Durchsucht man jeden Abend den Tag nach dankenswerten Dingen, wird man den Tag besser in Erinnerung behalten. Auch achtet man vielleicht an der ein oder anderen Stelle bewusster auf schöne Dinge, um sie abends aufschreiben zu können. Letztlich sind es zwei Minuten, die man jeden Tag für das Dankbarkeitstagebuch aufbringen muss, zwei Minuten, die einem helfen können, mehr Wohlbefinden und Glück im Leben zu sehen.

Aufkommende Fragen

Man bekommt von sehr vielen Menschen mehr oder weniger sinnvolle Tricks und Tipps gezeigt, wie man am besten mit einer Essstörung umgehen soll. Generell muss jeder selbst entscheiden, welche Hilfe er annimmt und welche Dinge er im Endeffekt umsetzen möchte. Es ist keinesfalls so, dass jede Empfehlung von mir für jeden Betroffenen hilfreich sein kann. Einigen werden meine Tipps auch nicht gefallen oder sie werden diese als schlecht empfinden. Ich kann nur aus meiner eigenen Erfahrung berichten und meinen Lösungsweg anbieten. Was jeder damit am Ende anfängt, ist seine Sache. Aus eigener Erfahrung weiß ich auch, dass etliche Fragen bezüglich des Gesundwerdens aufkommen.

Muss ich zunehmen, um gesund zu werden?
Darf ich Sport treiben oder muss ich den ganzen Tag im Bett liegen?

Im Folgenden möchte ich meine Meinung zu diesen Fragen und Themen offenkundig machen und dem Leser Hilfsmittel an die Hand geben, die auch mir geholfen haben.

Wie kann ich überhaupt wieder gesund werden?

Du hast meine Geschichte gelesen und kannst dich in sehr vielen Dingen wiederfinden? Du hast das Gefühl, dass du dein Leben aus den Händen verloren hast? Du hast die Nase voll von der Krankheit, die DEIN Leben kontrolliert? Du möchtest gesund werden und der Welt dein volles Potential zeigen? Du wünschst dir wieder mehr Kraft und Energie im Alltag? Du hast keine Lust mehr darauf, die ganze Zeit müde und krank zu sein? Möchtest du deine Krankheit endlich loswerden, aber weißt nicht wie? Hast du es satt, dir den ganzen Tag Gedanken über dein Essverhalten machen zu müssen? Du kannst es schaffen, indem du dein Verhalten und deine Gewohnheiten reflektierst und veränderst.

Dann nimm dir 15 Minuten Zeit und notiere auf einem Blatt zu jeder Frage eine Antwort. Beantworte jede Frage so genau wie möglich und überlege gründlich, was DEINE Antwort auf die Frage ist.

Es ist wichtig zu wissen, welche Ursachen die Magersucht auslösen. Befindet sich der ausschlaggebende Faktor in dir oder ist es ein externer Faktor? Wenn du verstehst, dass dieser Faktor durch dich kontrollierbar ist, kannst du diesen annehmen und überwinden. Hört sich einfacher an als es ist. Denn damit sind große Anstrengungen verbunden, die du bereit sein musst, auf dich zu nehmen. Es ist kein leichter Weg, aber den Weg musst du gehen. Wie genau dieser Weg aussieht, ist individuell verschieden. Es gibt nicht „den einen Weg“ aus der Magersucht.

Nachdem ich mich zwei Jahre meines Lebens von der Magersucht habe lenken und kontrollieren lassen, habe ich beschlossen, mein Leben wieder in die Hand zu nehmen. Der Weg war nicht einfach, aber ich bin ihn bis zum Ende gegangen. Das kannst auch du!

Fragen vorab:

Warum liest du diesen Ratgeber?
Fühlst du dich nicht mehr wohl in deiner Erscheinung?
Hast du es satt dein Leben mit der Krankheit zu teilen?

1. Identifikation als Magersüchtige

Krankhaftes Verhalten realisieren

Um überhaupt etwas verändern zu können, muss dir dein Zustand bewusst werden. Es wird dich keinen Zentimeter nach vorne bringen, wenn du in eine Klinik gehst oder dir anderweitig professionelle Hilfe suchst, wenn du nicht deine missliche Lage erkennst. Denn nur, wenn du sie wahrnimmst, kann in dir der Wille entstehen, etwas an ihr zu verändern. Wenn du dir nicht eingestehst, dass du krank bist und Hilfe brauchst, kann dir kein Psychologe dieser Welt helfen.

Erkenne, dass dein Verhalten nichts mehr mit einem gesunden Lebensstil gemeinsam hat und du kranke Verhaltensweisen an den Tag legst:

Du ziehst dich sozial zurück und sagst Treffen mit Freunden ab?

Du gehst kaum mehr aus dem Haus?

Du hast Gedanken dich selbst zu verletzen?
Du bist dir gleichgültig?

Du magst es nicht, wenn andere Leute dich essen sehen?

Du isst heimlich oder schämst dich für dein Essverhalten?

Du meidest soziale Veranstaltungen, damit du nichts essen musst?

Du weißt von jedem Lebensmittel den Energiegehalt?

Du zählst jede Kalorie, die in einem Lebensmittel steckt?

Du hast deine Nahrungsaufnahme unter Kontrolle und erlaubst dir nur bestimmte Lebensmittel oder eine bestimmte Menge davon?

Verbote bestimmen dein Leben?

Du bist unzufrieden mit deinem Erscheinungsbild und fühlst dich zu dick?

Du wiegst dich täglich mehrfach?

Du merkst, wie viele Menschen sich um dich herum Sorgen machen und Angst um dich haben, aber du findest diese Sorge unberechtigt?

Du hast starke Schuldgefühle, wenn du etwas Ungeplantes oder zu viel gegessen hast?

Du bist schwach, dünn, energielos und selbst Kleinigkeiten überfordern dich?

Dir ist ständig schwindelig und du kannst dich in manchen Momenten kaum auf den Beinen halten?

Du hast panische Angst vor Essen und versuchst, so wenig Kalorien wie möglich zu dir zu nehmen?

Du bist besessen vom Thema Essen?

Du redest ständig über Essen und denkst die ganze Zeit daran?

Deine Gedanken können um nichts anderes mehr kreisen?

Dir ist ständig kalt?

Dir schlafen immer wieder Körperteile ein?

Du machst Sport nicht, weil es dir Spaß macht, sondern damit du Kalorien verbrennst?

Du belohnst dich mit Essen?

Du legst Verhaltensweisen an den Tag, die andere als krankhaft sehen?

Wenn du 50 Prozent der Fragen oder mehr mit „trifft auf mich zu“ beantworten kannst, hast du kein gesundes Verhältnis zum Essen. Gestehe dir ein, dass du krank bist und dass du kein normales Leben führst.

2. Zustands-analyse

Wann ändere ich endlich etwas?

Warte nicht bis alles genau richtig ist. Es wird niemals perfekt sein. Es wird immer Herausforderungen, Hindernisse und nicht optimale Bedingungen geben. Na und? Fang jetzt an. Mit jedem Schritt wirst du stärker, immer geschickter, immer selbstbewusster und immer erfolgreicher.
Mark Victor Hansen

Du weißt, dass du etwas verändern musst, aber weißt nicht wie? Du bist dir noch nicht sicher, ob du die Krankheit wirklich aufgeben willst? Du weißt nicht, ob du stark genug bist, um das alles durchzuhalten? Du hast Angst vor dem Weg, den du gehen musst?

Du bist dir nicht sicher, ob du wirklich etwas verändern willst? Dann gebe ich dir folgende Fragen an die Hand:

1. Ist der Schmerz jetzt wirklich groß genug?
2. Reicht dieser Schmerz nun, um etwas zu verändern?
3. Was muss noch passieren, dass du endlich etwas veränderst?

4. Was muss noch passieren, dass du endlich aufwachst?

Dir muss bewusst werden, dass dein Zustand kritisch ist und du deinem Körper sehr schadest. Du realisierst, dass du nur einen Körper und ein Leben hast. Wenn du tot bist, stellt sich nicht mehr die Frage, ob du etwas essen möchtest oder nicht. Denn dann bist du tot. In dir muss der tiefe Wunsch entstehen, gesund zu werden.

Die Tatsache, dass du in der Lage bist, deinen Zustand zu erkennen und dir bewusst wird, dass du etwas ändern musst, zeigt, welche Fortschritte du gemacht hast.

Jetzt ist der richtige Zeitpunkt für Veränderungen!
Jetzt wird gehandelt!
Jetzt wirst du gesund!

3. Zukunftsvision

Negative Auslegung

Klar, du kannst so weiter machen und weiterhin mit deiner Krankheit leben. Allerdings müssen dir die Konsequenzen klar werden, mit denen du fortan leben musst. Nicht du wirst deine Zukunft bestimmen, sondern die Krankheit.

Visualisiere, wie dein Leben verlaufen würde, wenn du es nicht schaffst, die Krankheit los zu lassen.

Was würde passieren, wenn sich dein Zustand verschlechtern würde?

Was würde passieren, wenn du noch mehr abnimmst?

Welche Folgen würden beruflich, privat und für deine Gesundheit auf dich zukommen, wenn du weiter an Gewicht verlierst?

Wie weit bist du noch vom Tod entfernt?

Wie viele Tage hättest du noch zu leben?

Hast du Angst vor dem Tod?

Mach dir klar, dass nichts, was deine Krankheit mit sich bringt oder mit sich bringen wird, in irgendeiner Weise erstrebenswert ist. Du kannst nicht das Leben führen, das du möchtest. Die Krankheit wird dein Leben kontrollieren und im Griff haben. Wenn du es nicht schaffst, sie rechtzeitig aufzugeben, wirst du früher oder später sterben.

Schätzungen zufolge sterben etwa 10 bis 15 Prozent der Betroffenen an Magersucht. Damit ist die Anorexie die psychische Störung mit der höchsten Sterberate.

4. Zukunftsvision

Positive Auslegung

Das Gute ist allerdings, dass du selbst mitbestimmen kannst, wer über deine Zukunft entscheiden wird. Du hast es in der Hand, ob du zu den zehn Prozent gehörst, die aufgeben, oder ob du zu den 90 Prozent gehörst, die die Magersucht überleben.
Visualisiere, wie dein Leben ohne die Krankheit wäre.

Wie würde sich mein Körper verändern, wenn ich mehr essen würde?

Was gewinne ich, wenn ich mehr esse?

Würde ich als Frau meine Periode wiederbekommen und Kinder bekommen können?

Würde ich mehr Energie im Alltag haben?

Würde sich mein Leben verbessern, wenn ich gesünder wäre?

Würden andere Menschen sich weniger Sorgen um mich machen?

Wie sehr soll sich dein Zustand noch verschlechtern, bis du dich überwindest, etwas zu tun?

Würde ich unbeliebt werden, wenn ich wieder zunehme?

Wie würde mein Leben aussehen, wenn ich gesund wäre?

Mit welchen Dingen würde ich mich befassen?
Was waren die Lebensinhalte vor meiner Krankheit?

Was hat mir die Krankheit genommen?

Was habe ich zu verlieren, wenn ich mehr esse?

Kann ich auch mit mehr Gewicht glücklich sein?

Ist meine Selbstliebe von meinem Gewicht abhängig?

Ich hatte die Vision einer attraktiven Zukunft, einer Zukunft, in der ich die Kontrolle über mein Leben habe und nicht eine Krankheit. Ich möchte entscheiden, was ich tue.

Vergiss nicht, deine Träume warten nicht ewig auf dich. Entscheide dich jeden Tag bewusst für dein Leben.

5. Ursachenanalyse

5.1 Finde die Ursachen für deine Krankheit

Die Ursachen einer solchen Erkrankung liegen meistens nicht in dem Wunsch abzunehmen, sondern sind tiefer in deinem Unterbewusstsein verankert. Ein Therapeut hat Möglichkeiten und Zeit, intensiv mit dir zu arbeiten und die Ursachen mit dir zu klären. Du kannst mit professioneller Hilfe schneller deine Leidensursache finden und an ihr arbeiten als in Selbsttherapie. Möchtest du dich allerdings vorab an dieses Thema herantasten, können dir folgende allgemeine Fragen Anstöße geben:

Habe ich ein schweres Kindheitstrauma, von dem ich mich bis heute nicht erholt habe?

Habe ich immer noch keinen Frieden mit meiner Vergangenheit geschlossen?

Habe ich von meinen Eltern zu wenig Aufmerksamkeit bekommen und verurteile ich sie deshalb?

Wurde ich in meiner Jugend oder im Erwachsenenalter traumatisiert?

Wurde ich Opfer einer Gewalttat?

Könnten diese Ursachen der Auslöser meiner Krankheit sein?

Gibt es einen Zusammenhang zwischen diesen Ereignissen und der Essstörung?

Habe oder hatte ich Angst vor dem Erwachsensein und vor Verantwortungsübernahme?
Warum ist das so?
Was kann ich daran ändern?

Habe ich meine Pubertät als schrecklich empfunden?

Wollte ich mit meiner Problematik den Vorgang verhindern oder beschleunigen?

Hattest/Hast du Angst nicht geliebt zu werden?
Gibt es dafür einen Grund?

Bin ich perfektionistisch?

Hat mir meine Krankheit geholfen, die Dinge tatsächlich besser zu machen?
- Falls Ja: Bist du dir da wirklich sicher?
- Falls Nein: Was bedeutet das für dich?

Welche Bedeutung hat deine Magersucht für dich?

Warum brauchst du die Magersucht? Was ist ihr tieferer Kern?

Was muss sich in deinem Inneren verändern, dass du sie nicht mehr brauchst?

5.2 Finde die Ursache deiner Angst vor dem Essen. Stelle dich dieser Angst.

Unsere größten Ängste sind die Drachen,
die unsere tiefsten Schätze bewahren.
R. M. Rilke

Eine alltägliche und überlebenswichtige Tätigkeit bereitet dir Angst. Essen stellt für dich keinen Genuss mehr da, sondern präsentiert sich als eine scheinbar bedrohliche Situation.

Warum habe ich Angst vor Kalorien?

Wo kommt diese Angst her?

Ist diese Angst berechtigt?

Warum muss man Angst vor dem Essen haben?

Ist man ein schlechter Mensch, nur weil man isst?

Warum isst der Mensch?

Warum essen andere Menschen um mich herum?

Was passiert, wenn du isst?

Verstehe, dass deine Angst unberechtigt ist. Der Mensch muss essen, um gesund zu bleiben und zu überleben. Ohne Nahrung wird der Mensch krank und stirbt. Gleichzeitig musst du die Angst akzeptieren, die Angst vor dem Essen, die Angst vor Lebensmitteln. Wichtig ist, dass du es trotz der Angst tust. Was bringt es dir, wenn du in der Komfortzone Magersucht bleibst und nicht aus ihr ausbrechen kannst? Wie willst du erkennen, wie schön das Leben außerhalb dieser Krankheit ist, wenn du nicht durch diese Angst hindurchgehst? Es stellt sich jeden Tag die gleiche Frage: Gibst du deinen Ängsten nach oder überwindest du sie?

Jedes neue Lebensmittel, das ich in meinen Essensplan integrierte, bereitete auch mir große Angst. *Doch wovor hatte ich Angst?* Ein Lebensmittel auf einem Teller kann mir nichts anhaben. Die Bedrohung ist gleich null. Sie ist unberechtigt. Erst wenn ich mich bewusst dazu entscheide, das Lebensmittel zu essen und es auch wirklich esse, hat es Auswirkungen auf meinen Körper. Ich bekomme Energie und Lebenskraft. Ich musste viel Mut aufbringen, um diese Ängste zu überwinden. Und ich kann allen Betroffenen sagen, es ist nichts Schlimmes passiert, auch wenn ich das am Anfang befürchtet habe. Ich hatte Angst und habe es trotzdem getan, weil ich es wollte. Ich hatte die Vision einer attraktiven Zukunft, einer Zukunft, in der ich die Kontrolle habe und nicht eine Krankheit, die Kontrolle über mein Leben hat.

Ich möchte entscheiden, was ich tue. Stell dir immer die Fragen:

Willst du es essen oder machst du einen Rückzieher?
Was kann schlimmstenfalls passieren?

Vergiss nicht, du wirst von denen für dich als „ungesund“ definierten Lebensmitteln nicht innerhalb von zehn Sekunden dick. Jedes Lebensmittel gibt dir Kraft und Energie, deinem Ziel ein Stück näher zu kommen.

6. Selbstakzeptanz erlernen

Selbstakzeptanz wird von vielen Menschen falsch verstanden. Sie meint nicht, dass du alle deine Fehler und Schwächen großartig finden musst. Nein. Vielmehr bedeutet Selbstakzeptanz, dass du dich selbst erkennst und dich anschließend annimmst und zu schätzen weißt wie du bist. Manche Dinge an deinem Körper magst du nicht und wirst diese Dinge vielleicht auch niemals mögen. Das ist okay. Das einzige, was du machen musst, ist dies zu akzeptieren. Leichter gesagt als getan. Der Weg zu Selbstliebe und Selbstakzeptanz war auch für mich kein einfacher. Ich konnte meinen Körper nicht so annehmen wie er war. Ich hatte immer irgendetwas an mir auszusetzen und hätte alles dafür gegeben, einen „schöneren" Körper zu bekommen. Heute brauche ich keinen neuen Körper. Ich bin zufrieden mit dem, was ich habe.

„Ich mag mich und fühle mich in meinem Körper wohl. Ich bin gut so wie ich bin."

Ich bin wie ich bin: klein, verrückt, überdreht und voller Lebensfreude. Ich brauche kein

Make-Up oder irgendwelche Statussymbole, um mich upzudaten. Ich muss nicht XY-Kilogramm wiegen, um mich gut zu fühlen. Ich bin eine wunderbare Persönlichkeit mit allen Ecken und Kanten. Ich erlaube mir zu jedem Zeitpunkt glücklich zu sein und ich selbst zu sein.

Was macht deine Persönlichkeit aus?
Sei du selbst! Du bist gut so wie du bist.

Selbstliebe ist meiner Meinung nach wie ein magischer Schlüssel. Er passt in die Löcher von verschlossen geglaubten Türen.

6.1 Selbstliebe trotz Gewichtszunahme

Ich lerne jeden Tag wie ich mich mehr akzeptieren kann. Jeden Tag bin ich etwas zufriedener mit mir. Ich bin nicht perfekt und das muss ich auch unter keinen Umständen sein. Ich gestehe mir meine Schwäche ein und nehme sie als Motivation. Ich bin krank und ich gestehe mir meine Magersucht ein. Es ist eine Krankheit wie jede andere auch. Um gesund zu werden, muss ich mich jeden Tag intensiv mit meinen Gewohnheiten auseinandersetzen und diese so gut es geht reflektieren (mit Hilfe eines Therapeuten oder ohne). Ich akzeptiere mich, auch wenn ich in einer Woche 200 Gramm zugenommen habe. Ich akzeptiere mich, weil ich gut bin, so wie ich bin und nicht, weil sich eine Zahl auf der Waage ändert. Ich muss nicht abnehmen, um mich gut zu fühlen. Ich löse mich von den Zahlen der Waage und liebe mich so wie ich bin.

6.2 Nehme dein Körperbild wahr

Kaum eine psychische Krankheit ist für Außenstehende so deutlich sichtbar wie die Magersucht. Für einen gesunden außenstehenden Menschen ist die Körperstruktur einer Magersüchtigen offensichtlich. Die meisten Betroffenen sind sehr dünn, doch als Betroffener siehst du dich selbst nicht als zu dünn an. Es liegt eine gestörte Körperwahrnehmung vor. Diese Körperschemastörung sollte so bald wie möglich therapiert werden. Du kannst über folgende Dinge nachdenken:

Welches Bild hast du von deinem Körper?
Welches Bild haben andere Menschen von deinem Körper?
Wie sieht ein Bild von dir heute im Vergleich zu einem Bild aus, das vor drei, vier oder zehn Jahren von dir geschossen wurde?

Übung zur Wahrnehmung deines Körperbildes:

Nimm dir ein Bild zur Hand, das deinen Körper in einem gesunden Zustand zeigt und eines, dass dich in (deinem aktuellen) kranken Zustand repräsentiert. Schaue diese Bilder genau an und beurteile sie.

1 Nenne jeweils drei Dinge, die dir am Bild gefallen.

Warum gefallen dir diese Dinge an dir?

2 Nenne jeweils drei Dinge, die dir am Bild nicht gefallen.

Warum gefallen dir diese Dinge nicht?
Was fällt dir auf?

3 Versuche zu beurteilen, wie glücklich du auf den verschiedenen Bildern warst.

Wie war deine Lebenseinstellung?
Auf welchem Bild hast du dich freier gefühlt?
Auf welchem Bild warst du glücklicher?
Warum warst du auf Bild X glücklicher als auf Bild Y?
Wie kam es dazu, dass du dich auf Bild Y unglücklicher gefühlt hast?

4 Zeige die Bilder einem Freund/einer Freundin oder einem Familienmitglied.

Was fällt ihnen auf?
Auf welchem Bild schätzen sie dich glücklicher ein?

Um deinen Körperbau besser einschätzen zu können, kannst du mit einer Freundin oder einem Freund in die Stadt gehen und diesen auffordern, dir alle Personen zu zeigen, die einen ähnlichen Körperbau wie du haben. Auch kann es hilfreich sein, wenn sie dir Personen mit einem „normalen“ Körperbau zeigen, damit du deine äußere Erscheinung besser wahrnehmen kannst.

Mache es auch einmal umgekehrt! Versuche deiner Begleitung Personen zu zeigen, die einen ähnlichen Körperbau haben und welche mehr Gewicht haben als du. Was fällt dir auf? Gibt es Menschen, die dünner sind als du? Wenn ja: Sehen sie gesund aus?

6.3 Körperdialog wahrnehmen

Beobachte einen Tag lang den Gedankenstrom, den du an deinen Körper sendest.

„Ich bin zu dick!“
„Ich hasse meine Oberschenkel.“
„Mein Bauch ist viel zu dick.“
„Meine Nase ist zu groß.“
„Meine Ohren stehen zu weit ab.“

Stecke einen Zettel in die Rückseite deiner Handyhülle oder platziere diesen auf dem Schreibtisch, um dich während des Tages daran zu erinnern.

„Was sage ich zu meinem Körper?“

Schaue dir am Ende des Tages an, wie viele destruktive Kommentare du gegenüber deinem eigenen Körper äußerst.

Würdest du diese Kommentare gegenüber einer Freundin oder einem Familienmitglied äußern? Warum redest du so mit dir?

Gewöhne dir an, wenn solche abwertenden Kommentare in deinem Kopf aufkommen, dich selbst zu stoppen. „Stopp! So etwas sagt niemand zu mir! Weder andere, noch ich selbst!“

Nach all den Jahren, in denen ich meinen Körper gehasst habe, kann ich mich zumindest an den meisten Tagen so akzeptieren wie ich bin. Ich nehme endlich meinen Körper so an wie er ist. Denn ich habe verstanden, dass ich nur ein Leben und einen Körper habe, mit dem ich bis ans Lebensende auskommen muss.

Was habe ich davon, wenn ich meinen Körper mein komplettes Leben lang hasse?
Was habe ich davon, wenn ich ständig mit mir unzufrieden bin und ich mich nicht wertschätze?

Genau. Nichts habe ich davon.

Wenn ich mich nicht liebe, akzeptiere und wertschätze, wer tut es dann für mich?

Vermutlich niemand. Nur wenn ich mich selbst annehme, kann ich auch andere Menschen lieben und ihnen meine Lebensfreude weitergeben.

7. Glaubenssätze verändern

Es sind die Glaubenssätze, die dich zurückhalten. Glaubenssätze spiegeln unbewusst deine Einstellung und deine Gedanken über dich selbst wider. Auch wenn du sie nicht aussprichst, haben sie Auswirkungen auf dein Fühlen, deine Wahrnehmung und deine Handlungen. Es ist nicht einfach, diese zu erkennen und an ihnen zu arbeiten.

In deinem Unterbewusstsein könnten folgende oder ähnliche Gedanken tief verankert sein.

„Ich kann die Magersucht niemals besiegen."
„Ich bin zu schwach, um das zu schaffen."
„Das ist viel zu anstrengend, das packe ich nicht!"

Diese negativen Glaubenssätze sind nicht leicht zu verändern, das stellte ich fest. Mir leuchtete es ein, dass ich mit positiven Glaubenssätzen meine Entwicklung besser voranbringen könnte, allerdings hielt ich unbewusst zu lange an den negativen fest.

Zu Beginn meines Heilungsprozesses habe ich zunächst meine Aussagen im Präsens formuliert. „Ich bin krank". Dies war wichtig, da ich nun die Krankheit angenommen hatte. Anschließend ging ich rasch dazu über zu sagen: „Ich war krank, aber ich denke, man kann nicht ausschließen, dass die Krankheit immer noch ein Teil von mir ist." Aus dieser Aussage wird schnell klar, dass ich in irgendeiner Weise immer noch an der Krankheit hing. Wie soll ich denn auch zu 100 Prozent damit abgeschlossen haben, wenn ich solche Gedanken habe? Gedanken sind Worten gleichwertig. Also alles, was in meinem Kopf gedacht wird, hat Auswirkungen auf mein Handeln. Deshalb arbeitete ich an folgendem Glaubenssatz: „Ich war krank und die Krankheit ist kein Teil mehr von mir." Allein diese Aussage bringt mich in meiner Entwicklung unglaublich weiter. Die Krankheit ist jetzt kein Teil mehr von mir.

Überlege, welche negativen Glaubenssätze dich in deiner aktuellen Entwicklung zurückhalten?
Wie kann ich meine Glaubenssätze positiv verändern?

Manchmal reicht es, ein Wort zu ändern, um deiner Entwicklung einen enormen Schub zu geben. Den oben erwähnten Glaubenssätzen solltest du keinen Platz mehr in deinen Gedanken geben. Stattdessen solltest du neue, positive Glaubenssätze für dich festlegen, die dein Leben und deine Entwicklung positiv beeinflussen können.

„Ich kann das schaffen!“
„Ich bin stark und ich werde gesund!“
„Ich schaffe es, diese Krankheit zu überwinden!“

Diese Glaubenssätze machen dich stärker und du wirst den Kampf gegen die Magersucht erfolgreich gewinnen. Am Anfang wirst du sie noch nicht glauben können. Du zweifelst an deinem Vorhaben und die Glaubenssätze fühlen sich „falsch“ an. Genau deswegen musst du dir diese (oder selbst gewählte) jeden Tag vor Augen führen, am Morgen und am Abend.

Am besten, du nimmst dir ein Notizbuch und schreibst jeden Tag gleich nach dem Aufstehen deine Glaubenssätze auf. Jeden Glaubenssatz 30 Mal. Am Abend liest du dir diese 30 Sätze noch einmal vor dem Schlafen durch. Das hört sich nach einem hohen Zeitaufwand an. Dieser Aufwand ist allerdings im Vergleich zu der Lebenszeit, die du durch die Krankheit Magersucht „verlierst“, sehr gering. Du wirst merken, machst du dies über einige Wochen, wächst deine Überzeugung zu deinen Glaubenssätzen. Du näherst dich automatisch immer mehr deinen Zielen.

8. Opferrolle verlassen

Hast du das Gefühl Opfer der Krankheit Magersucht zu sein?

Eine solche Denkweise führt dazu, dass du zwar gerne etwas gegen die Krankheit tun würdest, aber es nicht tust. Da du dich als Opfer siehst, denkst du, dass man nichts gegen diese Krankheit machen kann. Du schiebst die Schuld auf die Anderen, sei es das Schicksal, deine Familie, Freunde oder die Modebranche. Eine solche Schuldzuweisung macht dich hilflos. Gründe dafür, dass du dich als Opfer siehst, sind folgende:

A) Bequemlichkeit

Es ist einfacher zu sagen, dass du an XY leidest und dass du nichts daran ändern kannst als endlich aktiv zu werden und etwas an deinem Zustand zu verändern. Es ist ein anstrengender Weg aus der Magersucht, der aber gegangen werden muss. Bequemer wäre es, in der Komfortzone zu verharren, aber du musst sie verlassen, um leben zu können.

B) Trost und Mitleid erhalten

Dir geht es körperlich und psychisch nicht gut und andere Menschen werden deinen Zustand bemerken. Du wirst Aufmerksamkeit erregen und auch Mitleid und Trost zugesprochen bekommen. Es ist wie in deiner Kindheit: Du wirst getröstet, wenn dir etwas zustößt. Genau diese Zuwendung könnte der Grund sein, warum du die Opferhaltung einnimmst und nichts gegen deine Krankheit unternimmst.

Du brauchst diese Art von Aufmerksamkeit nicht.

C) Anderen Menschen oder Dingen die Schuld geben

Verantwortlich ist man nicht nur für das, was man tut, sondern auch für das, was man nicht tut.

Laotse

Indem du die Schuld auf andere schiebst, musst du selbst keine Verantwortung für dein Leben übernehmen. Dies ist typisch für die Magersucht. Du hast Angst davor, Verantwortung für dich und deine Handlungen und Entscheidungen zu übernehmen.

Diese Einstellungen helfen dir nicht, dich von der Magersucht zu lösen.

Du versinkst im Selbstmitleid und ärgerst dich über andere Personen oder dein Schicksal.
Du suchst jemandem, dem du die Schuld geben kannst.

Du findest ständig Ausreden, warum du nicht gesund werden kannst.

Du bist die Person, die aktiv werden muss, damit sich etwas an deinem Zustand verändert. Du musst Verantwortung für dich und deine Krankheit übernehmen, so dass du gesund wirst.

Du gehst aus der Opferrolle heraus und realisierst, dass du verantwortlich dafür bist, dass du gesund wirst. Du kannst gesund werden und du bist kein Opfer der Krankheit. Du kannst die Krankheit nur kontrollieren, indem du gegen sie kämpfst und dein Leben wieder leben möchtest. Nur du kannst etwas an deiner aktuellen Situation ändern. Wenn du nichts ändern möchtest, dann ändert sich auch nichts. Du muss diesen Weg gehen.

Was willst du in deinem Leben verändern?

9. Beschluss fassen

Was willst du in deinem Leben verändern?

Du wirst gesund, weil du das so möchtest! Du erlangst diese Freiheit nur, wenn du selbst es tust und wenn du isst. Du wirst gesund, um wieder dein Leben zu leben. Du wirst gesund, damit du selbstständig entscheiden kannst, an was du denken und an was du nicht denken möchtest. Du wirst gesund, um wieder Energie zu haben, Energie für Freunde, Familie und für deine Lebensfreude. Du wirst gesund, um wieder Kraft zu haben, Kraft, um mit deinen Kindern zu spielen, um mit deinen Freunden zu lachen und deine Träume zu erfüllen. Du wirst gesund, um wieder du selbst sein zu können, um deine innere Stimme lauter schreien zu lassen als die deiner Krankheit. Du entscheidest dich für das Leben, bevor die Krankheit dir die Entscheidung gegen deinen Willen nehmen wird. Du willst nicht sterben! Du willst leben! Du denkst optimistisch und blickst positiv in die Zukunft. Du führst dir jeden Tag dein Ziel vor Augen. Das Ziel ist gesund, stark und voller Lebensenergie zu sein. Du siehst dich in deiner Zukunft gesund und glücklich. Du kannst dein Ziel erreichen. Du willst es unbedingt erreichen und wirst alles dafür geben.

Führe dir jeden Tag vor Augen, für was du kämpfst. Du kämpfst für dein Leben und gegen

deinen Tod, der durch die Magersucht herbeigeführt wird! Du bist stark und wirst gesund werden, weil du es willst!

10. Durchziehen und gewinnen

Es gibt nur zwei Sünden: zu wünschen ohne zu handeln und zu handeln ohne Ziel.
Ayu Rand

Du fasst nicht nur den Beschluss, dass du gesund werden willst, sondern du ziehst das Ganze auch durch. Du redest mit deiner Familie und Freunden über deine Schwäche und suchst dir gezielt Hilfe, um deinen Beschluss in die Tat umzusetzen. Dich kann nichts aufhalten, denn du willst gesund werden. Es werden schwierige Phasen kommen und es wird Tage geben, an denen es sehr anstrengend wird gegen deine schlechten Gewohnheiten zu kämpfen. Aber du wirst es schaffen. Dein Beschluss wird noch heute in die Tat umgesetzt. Du bist bereit. Du warst noch nie so bereit wie du heute bist. Du hast die Chance wieder die Kontrolle über dein Leben gewinnen. Du bist optimistisch und du weißt, dass du selbst Einfluss darauf hast, ob du positive Dinge erleben wirst oder nicht. Optimistische Menschen stellen sich der Herausforderung und erfahren dadurch nochmal mehr, dass sie selbst ihre Zukunft steuern können. Das schafft neue optimistische Erwartungen. Du denkst als Optimist ab sofort: „Ich werde gesund werden." Du hast dich dazu entschlossen, gesund zu werden, also wirst du gesund. Du wirst das durchziehen und wirst gewinnen. Die Hindernisse werden dir durch deine optimistische Denkweise nicht unüberwindbar vorkommen. Du bist auf diese Weise besser auf sie vorbereitet. Du gewinnst Vertrauen mit ihnen umgehen zu können und wirst sie letztlich überwinden.

Wo und wie fange ich überhaupt an?

Nachdem dein Beschluss feststeht, solltest du diesen schriftlich festhalten.

Setze dich mit Papier und deinem Lieblingsstift an einen Tisch und verpflichte dich durch ein selbstgeschriebenes „Commitment“ dazu, dass du gesund wirst. Ein „Commitment“ ist ein selbstgeschriebener Text, der die wichtigsten Punkte deines Weges und das eigentliche Ziel beinhaltet. Du kannst individuell deinen täglichen Einsatz festlegen. Du entscheidest, was dein Ziel ist und wie dein Weg aussehen wird. Um diese Verpflichtung noch relevanter für dich zu machen, unterschreibst du sie selbst (wie einen Vertrag, den du selbst mit dir eingehst) und eine außenstehende Person, der du dich in gewisser Art und Weise auch verpflichtet fühlen wirst. Die Person, die unter dir unterschreiben wird, kann ein guter Freund oder eine gute Freundin sein, deine Mutter, dein Vater oder dein Therapeut.

Um Misserfolge zu vermeiden, solltest du dir einige Minuten Zeit nehmen, um zu visualisieren, wohin du willst. Deine Überlegungen sollten gründlich sein. Ein „Commitment“, das nur halb durchdacht wurde, kann nicht eingehalten werden. Du musst es für dich realisierbar machen und exakt formulieren, um es letztlich auch in die Tat umsetzen zu können.

Was wirst du ab heute jeden Tag tun, um dein Ziel zu erreichen?

An welchen schlechten Gewohnheiten willst du jeden Tag arbeiten?

Zu was siehst du dich in der Lage?

Mit welchen Handlungen kannst du möglichst schnell dein Ziel erreichen?

Wo willst du hin?

Bis zu welchem Datum werde ich meine Ziele erreicht haben?

Ist mein Ziel realistisch und somit erreichbar?

Verpflichte dich dazu, dass du dieses Ziel einhalten wirst und dass du jeden Tag aktiv an deinem Ziel arbeitest. Lies dir so oft wie möglich dein Ziel durch. Nur wenn du es auswendig weißt, kannst du es nicht mehr verfehlen.

Solltest du dennoch deinen Vertrag brechen, überlege dir eine geeignete Strafe. Falls du nämlich deinen selbst auferlegten

Verpflichtungen nicht nachkommst, hintergehst du niemanden, außer dich selbst.

Der Aufbau könnte wie folgt aussehen:

Dies kann ein Anhaltspunkt sein und dir geeignete Ideen liefern. Hinter jedem Wort, das du aufschreibst, solltest du zu 200 Prozent stehen.

„Mein Commitment“

Mein oberstes Ziel, an dem ich ab heute jeden Tag arbeiten werde, ist das Ziel, gesund zu werden.

1. Um dieses Ziel zu erreichen, arbeite ich jeden Tag an mir selbst, indem ich mich meinen Ängsten stelle.
2. Ich werde jeden Tag mind. XXXX Kalorien zu mir nehmen, um meinem Ziel näher zu kommen.
3. Ich werde zunehmen, bis ich in meine alte Hose mit der Größe XX hineinpasse.
4. Ich werde bis zum Tag XX.XX.XXXX das gesunde Gewicht von XX Kilogramm auf der Waage sehen können.
5. Ich wiege mich nur noch einmal in der Woche, um zu kontrollieren, ob ich zunehme. Ich wiege

mich niemals, um einem Drang der Magersucht nachzugehen.
6. Ich lasse keine einzige geplante Mahlzeit mehr aus.
7. Ich esse drei Mal am Tag.
8. Ich gebe jeden Tag 100 Prozent.
9. Ich setze nach jedem Treffen mit meinem Therapeuten dessen Ratschläge in die Tat um.
10. ....

Ich – Annika Schraud- verpflichte mich, so lange wie nötig für meine Ziele zu kämpfen, gleichgültig wie viele Rückschläge ich erleiden werde. Ich werde optimistisch in die Zukunft sehen und mein Ziel niemals aus den Augen verlieren. Ich werde so lange am Ball bleiben bis ich jedes meiner oben genannter Ziele erreicht habe. Anderenfalls werde ich sterben.

Ich möchte leben!!!

Eigene Unterschrift:

Unterschrift bester Freund/beste Freundin/Vater/Mutter/Therapeuten:

„Mein Commitment"
Direkt loslegen!

Mein oberstes Ziel, an dem ich ab heute jeden Tag arbeiten werde, ist das Ziel, gesund zu werden.

Ich ____________________ verpflichte mich, so lange wie nötig für meine Ziele zu kämpfen, gleichgültig wie viele Rückschläge ich erleiden werde. Ich werde optimistisch in die Zukunft sehen und mein Ziel niemals aus den Augen verlieren. Ich werde so lange am Ball bleiben bis ich jedes meiner oben genannter Ziele erreicht habe. Anderenfalls werde ich sterben.

Ich möchte ____________!

Eigene Unterschrift:

Unterschrift bester Freund/beste Freundin/Vater/Mutter/Therapeuten:

Hilfe – Wie isst man überhaupt normal?

Durch die Magersucht hat man als Betroffene jegliches „normale“ Essverhalten verlernt. Man hat kein Gefühl mehr für Nahrungsmengen und Abstände zwischen den Mahlzeiten. Das Hungergefühl ist verschwunden und nun soll man sich mit etwas vertraut machen, was doch so fremd ist.

In vielen Fällen muss eine orale Essensaufnahme in der Klinik wieder erlernt werden. Das kommt immer auf den jeweiligen körperlichen Zustand an. In der Klinik wirst du hilfreiche Methoden und Anweisungen bekommen, die dir helfen werden, zuzunehmen. Aber auch in der Klinik gilt, wenn du nicht zunehmen möchtest, dann wirst du auch nicht zunehmen. Der Wille und der Mut stehen am Anfang deiner Zunahme. Die Klinik bietet den Vorteil, dass du mit Therapeuten zusammenarbeiten kannst. Diese arbeiten unter anderem in den Bereichen Persönlichkeitsentwicklung, also der Weiterentwicklung deiner Persönlichkeit, mit dir. Denn nur, wenn du einen gesunden Geist hast, kannst du auch einen gesunden Körper entwickeln. Deshalb könnte es durchaus sinnvoll sein, dich öfter mit dem Thema Persönlichkeitsentwicklung auseinander zu setzen, um ein gesundes Selbstwertgefühl zu entwickeln. Dieses wird dir bei der Zunahme enorm helfen. Sie wird dir einfacher von der Hand gehen und zugleich auch nachhaltiger sein.

Hiermit wäre auch gleich die Frage beantwortet:

Muss ich wirklich zunehmen, um gesund zu werden?

Diese Frage habe ich mir auch gestellt. Und ich denke diese Frage wird sich jeder oder jede Magersüchtige an irgendeinem Punkt stellen. *Warum kann ich nicht schlank bleiben und trotzdem gesund werden?* Das ist eine sehr gute und berechtigte Frage, die aber zugleich einfach zu beantworten ist. Ja, man muss zunehmen. Ich würde dir gerne eine andere Antwort geben, aber das ist die einzige, die möglich ist. Es führt kein anderer Weg daran vorbei. Durch das Untergewicht ist dein Körper krank geworden. Die logische Konsequenz ist, ihm etwas zu geben, was ihn wieder gesund macht.

Nur in einem gesunden Körper kann auch ein gesunder Geist stecken.

Sobald man die Entscheidung getroffen hat und bereit dazu ist, etwas zu verändern, kann eine Gewichtszunahme in der Klinik oder bei einem unkritischen körperlichen Zustand zu Hause stattfinden. Es ist wichtig, dass man zu Beginn als grobe Orientierung drei vollwertige Hauptmahlzeiten zu sich nimmt, d.h. Frühstück, Mittagessen und Abendessen. Zusätzlich sollte immer dann etwas gegessen werden, wenn Hunger oder Appetit auf ein Lebensmittel wahrgenommen wird. Dies wird am Anfang nie oder kaum auftreten. Deshalb ist es wichtig, nicht intuitiv nach seinem Hungergefühl zu essen, sondern sich gezielt an die drei Hauptmahlzeiten zu halten und gezielte Zwischenmahlzeiten einzuplanen. Diese Zwischenmahlzeiten sollten am gesunden Essverhalten des Menschen ausgerichtet sein. Hilfreich kann es sein, sich an Freunden oder Familienmitgliedern zu orientieren.

In meinen Augen ist es nicht sinnvoll, sich nur von Fertigpizza und Eis zu ernähren, da dem Körper ohnehin schon viele Nährstoffe durch das Untergewicht fehlen. Auch sehe ich das langfristig gesehen als sehr ungesund an, da Fertigprodukte keine Alternative zu einer gesunden Ernährung darstellen. Jedoch solltest du dich auch gezielt mit diesen Lebensmitteln konfrontieren, falls du eine Angst gegenüber diesen Lebensmitteln entwickelt hast. Erst wenn du frei von Angst bist, kannst du dich um eine gesunde und ausgewogene Ernährung kümmern. Wenn du wieder ein relativ normales Gewicht erreicht hast, kann es sinnvoll sein, sich nun noch einmal intensiv mit der Ernährung auseinanderzusetzen. Auseinandersetzen meint, dass man versteht, warum man Lebensmittel isst und warum diese für den Körper wichtig sind.

Eine ausgewogene Ernährung besteht aus Fetten, Kohlenhydraten und Proteinen. Es ist wichtig, dass du besonders als Frau genug Fette zu dir nimmst. Fett macht nicht „fett". Dieses ist ein Mythos, eine Lüge. Fett ist sogar sehr gesund und wichtig. Besonders die Omega 3 Fettsäuren sind essenziell für den Körper, da sie wichtige Funktionen in deinem Körper übernehmen.

Hochwertige Fette sind in folgenden Lebensmitteln vermehrt enthalten:

- In allen Nüssen wie z.B. Walnüssen und Cashewkernen
- In verschiedenen Samen wie z.B. Leinsamen, Chia-Samen, Sonnenblumenkerne
- In kaltgepressten Ölen wie z.B. Leinöl, Olivenöl, Kokosöl

- In verschiedenen Brotaufstrichen wie Mandel- oder Cashewmus
- In Oliven und Avocados
- In Kokosnuss, Kokosmilch und Kokosmus

Neben den Fetten braucht dein Körper auch Proteine, um Strukturen im Körper aufbauen zu können. Um den täglichen Proteinbedarf zu decken, sollte oft auf Fleisch, Fisch, Käse oder Hülsenfrüchte zurückgegriffen werden. Besonders bei einer veganen oder vegetarischen Ernährung solltest du einen besonderen Augenmerk darauf haben, dass du genug Proteine zu dir nimmt.

Proteinhaltige Lebensmittel sind:

- Nüsse: Walnüsse, Cashewkerne, ...
- Hülsenfrüchte wie z.B. Bohnen, Erbsen, Kichererbsen, Linsen, Sojabohnen oder Kidneybohnen
- Eier, Fisch
- Chiasamen, Quinoa, Leinsamen, Hafer und Hirse

Zuletzt sind die Kohlenhydrate zu erwähnen. Ich empfehle bevorzugt komplexe Kohlenhydrate zu essen, die z.B. in Natur-Reis, Haferflocken oder Vollkornprodukten stecken. Aber Achtung! Nur weil auf der Verpackung Vollkorn steht, muss das nicht heißen, dass auch Vollkorn in großen Mengen enthalten ist.

Kohlenhydratreiche Lebensmittel sind:

- Früchte und Beeren wie z.B. Bananen, Äpfel, Ananas, Erdbeeren und Himbeeren
- Gemüse wie z.B. Blumenkohl, Karotten, Paprika, Bohnen, Tomaten, Brokkoli und Erbsen
- Hafer, Quinoa, Amaranth, Hirse, Vollkornnudeln, Naturreis
- Trockenfrüchte

Deine körperlichen Bedürfnisse wurden durch die Krankheit überlagert und kontrolliert. Maslow definiert die unterste Stufe seiner Bedürfnispyramide, indem er unter anderem Gesundheit, Sexualität, Schlaf sowie Nahrung als Grundbedürfnis auflistet. Wenn wir uns mal die Krankheit genauer anschauen, wird schnell klar, dass die Krankheit dir den Zugang zu diesen Dingen verwehrt. Deine Aufgabe ist es nun, auf deine eigenen Bedürfnisse zu hören. Aber da sind ja noch deine Ängste.

Die Angst vor dem Essen.
Die Angst vor den Kalorien.
Die Angst vor dem Zunehmen.
Die Angst dick zu werden. Die Angst viel zu dick zu werden.
Die Angst nicht mehr attraktiv zu sein.
Die Angst, die Magersucht loszulassen.
Die Angst alleine zu sein.

Du musst jetzt essen, obwohl du keinen Hunger verspürst und dann wirst zunehmen, denn du musst zunehmen. Es ist am Anfang beängstigend auf die Gelüste des Körpers zu hören und ihnen nachzugehen. Man hat das Gefühl, die Kontrolle über sein Essverhalten zu verlieren. Aber es ist wichtig, dass du dir jetzt deiner eigenen Bedürfnisse bewusst wirst. Wenn dein Körper keine Kraft mehr hat und Nahrung braucht, solltest du ihm diese geben.

Obwohl es dir am Anfang sehr schwerfallen wird, auf deinen Körper zu hören, wirst du merken, dass es dir immer besser geht, wenn du deinem Hunger Gehör schenkst. Wenn dein Körper Appetit auf Schokolade hat, solltest du diesem Drang nachgeben. Du wirst merken, dass du mehr Energie im Alltag hast und du immer mehr Lebensfreude gewinnst. Du solltest dir auf keinem Fall irgendwelche Lebensmittel verbieten. Iss besonders am Anfang das, worauf du Hunger hast. Es ist okay Süßigkeiten oder andere scheinbar ungesunde Lebensmittel zu essen.

Darf ich weiterhin oder wieder Sport machen?

Diese Frage lässt sich wieder an Hand deines körperlichen und psychischen Zustandes beantworten. Bei starkem Untergewicht ist unter allen Umständen davon abzuraten. Die psychische Komponente spielt zudem eine entscheidende Rolle. Hier könnte ein Gespräch mit deinen Therapeuten oder Ärzten helfen, um den Körper nicht noch weiter zu schädigen.

Man darf niemals vergessen, dass Sport dem Körper viel Energie abverlangt, die auch wieder aufgefüllt werden muss. Fühlst du dich dazu bereit, mehr zu essen, wenn du Sport machst? Isst du nicht ausreichend, würdest du deinem Körper durch einen intensiven Sportkonsum die letzte Kraft und Energie nehmen. Du würdest zudem gegen dein Ziel zuzunehmen und gesund zu werden arbeiten. Achte somit darauf, dass du trotz des Sports zunimmst. Nutze den Sport auf keinen Fall, um dein Gewicht zu halten oder sogar abzunehmen.

Hilfreich könnte es sein, sich folgende Fragen vor dem Sport zu stellen:

Warum will ich Sport treiben?

Welches Ziel verfolge ich damit oder welches Ziel verfolgt meine Krankheit?

Bestrafe ich mich mit Sport?

Gleiche ich Essanfälle durch Sport aus?

Verdiene ich mir eine Mahlzeit durch den Sport?

Verspüre ich einen Bewegungsdrang bzw. Bewegungszwang?

Mache ich für die Krankheit Sport oder treibe ich für mich selbst Sport, ohne darauf zu schauen, welche Leistung oder welche Kalorienmenge ich verbrannt habe?

Bin ich bereit dafür, auf meinen Körper zu hören und seine Signale sinnvoll zu interpretieren?

Stresst mich der Sport zusätzlich oder hilft er mir beim Zunehmen?

Kann ich trotz des Sports noch zunehmen oder muss ich auf den Sport verzichten, um nicht noch weiter abzunehmen?

Fühlt man sich bereit, Sport zu treiben, sollte man es auf jeden Fall tun. Denn nicht exzessiv ausgeführter Sport kann auch den Vorteil haben, dass man seinen Körper besser kennen lernt und ein besseres Körpergefühl aufbaut. Bei einem sehr niedrigen Körpergewicht kann man mit Spaziergängen anfangen, die allerdings gemächlich ausgeführt werden sollten. Ein bewusster langsamer Spaziergang kann das Wohlbefinden verbessern. Mir hat generell der Sport sehr geholfen, meine Essstörung zu besiegen. Anfangs hat die Krankheit meinen Sportkonsum relativ strikt vorgegeben, bis ich nach und nach immer bewusster Sport gemacht habe. Ich bin nicht mehr ins Training gefahren, weil ich Kalorien verbrennen wollte, sondern um Spaß am Training zu haben. Am Anfang habe ich mich bewusst dazu entschlossen, immer weniger joggen zu gehen, bis ich schließlich überhaupt nicht mehr joggen gegangen bin. Ich brauchte es nicht mehr. Es machte mir keinen Spaß mehr, also musste ich meine Lebenszeit nicht mehr mit dieser Aktivität verschwenden. Je bewusster du Sport treibst, desto mehr merkst du, ob du noch von der Krankheit bestimmt wirst oder ob du diesen aus freien Stücken betreibst. Auch solltest du dich zu Beginn regelmäßig mit Sportpausen fordern, um zu reflektieren, ob du eine neue Sucht entwickelt haben könntest. Eine Sportpause einzulegen bedeutet, dass du jede sportliche Betätigung für ein paar Tage oder sogar für ein paar Wochen einstellst. Wenn du diese Pausen auch ohne

Schuldgefühle und den ständigen Drang nach Bewegung aushalten kannst, ist eine Sportsucht ausgeschlossen.

Durch den Sport hatte ich auch die Möglichkeit, Zeit mit mir und meinem Körper zu verbringen. Ich habe gelernt, besser auf diesen zu hören und in mich hinein zu spüren. Der Körper sagt dir manchmal mehr als man gerne hören würde. Diese Signale sollten beachtet werden, auch wenn es mir heute noch sehr schwer fällt, einen Moment der Schwäche zu spüren.

Wenn man einen gesunden BMI erreicht hat, ist Sport keinesfalls schädlich, solange man sich wieder dazu bereit fühlt. Sport sollte niemals mit dem Ziel betrieben werden, möglichst viele Kalorien zu verbrennen.

Habe ich einen gesunden BMI?

Der Body-Mass-Index (BMI) errechnet sich aus der Körpergröße und dem Körpergewicht. Das Gewicht in Kilogramm wird durch die Größe in Metern im Quadrat geteilt.

$$BMI = \frac{Gewicht\ in\ Kilogramm}{(Größe\ in\ Metern)^2}$$

Die Weltgesundheitsorganisation (WHO) stuft Erwachsene mit einem Body-Mass-Index ab 25 als übergewichtig ein, mit einem Wert ab 30 werden Personen als stark übergewichtig eingestuft. Untergewichtig sind erwachsene Personen bei einem Wert von unter 18,5.

Für Kinder und Jugendliche liefert die Formel keinen eindeutigen BMI-Wert, da das Verhältnis zwischen Muskel- und Knochenmasse zum Körperfettanteil im Verlauf des Wachstums stark schwankt. Deshalb ist die Berechnung etwas schwieriger als die Berechnung für Erwachsene. Im Internet findest du Rechner, die einen BMI-Wert auf Grundlage deines Geschlechts, deines

Alters, deiner Größe und deines Gewichts liefern.

Generell muss angemerkt sein, dass die Werte dieser Berechnung nur zur Orientierung dienen, jedoch nichts über die eigentliche Körperzusammensetzung aussagen. Jeder Mensch besitzt unterschiedlich schwere Knochen oder einen unterschiedlich hohen Fettanteil und unterschiedliche Muskelmasse. So kann es sein, dass einer Person ein BMI-Wert im Normalbereich zugeordnet werden kann, diese Person aber einen sehr hohen Fettanteil und gleichzeitig einen sehr geringen Muskelanteil aufweist. Ein Arzt kann genauere Auskünfte über deinen körperlichen Zustand geben.

Dennoch kann dir dieser Wert eine Orientierungshilfe sein und dir helfen, ein gesundes Gewicht zu erreichen.

Ein Rückfall – Wie gehe ich damit um?

Niemand will scheitern. Aber das ist nie eine Ausrede dafür nicht weiterzumachen. Niemand hat Erfolg, der nicht das Risiko des Scheiterns eingeht. Ohne das Scheitern würden wir alle auf allen Vieren krabbeln, anstatt aufrecht zu gehen.

Sarah Edwards

Auf dem Weg aus der Magersucht gab es auch für mich viele Hindernisse, Rückfälle in alte Gedankenmuster und unangenehme Situationen, die mich auf dem Weg zu einer gesunden Beziehung gegenüber dem Essen zurückgeworfen haben. Gesund werden erfolgt nicht linear steigend. Solche Rückschläge waren beispielsweise die bewusste Vermeidung von Kalorien oder das Treiben von exzessivem Sport. Danach fühlte ich mich meist sehr schlecht, weil ich meine Ziele nicht umsetzen konnte. Ich war körperlich und psychisch ausgelaugt. Doch ich hatte es in der Hand.

Diese Rückschläge waren im Nachhinein gesehen nicht schlimm. Sie haben mir geholfen, immer und immer wieder meine Denkweisen,

Überzeugungen und Vorgehensweisen zu hinterfragen und zu ändern. Sie gaben mir die Chance, mich aufs Neue für mein Ziel zu entscheiden. Mein Ziel, gesund zu sein! Ich hatte jeden Tag die Möglichkeit, mich für das Leben und gegen die Krankheit zu entscheiden. Ich alleine fällte jeden Tag diese Entscheidung. Entscheidungen, die mein Selbstbewusstsein stärkten: Ich nehme mir jetzt ein Stück Kuchen und danach noch einen Muffin. Wenn du dich nicht deinen Ängsten stellst, werden sie immer ein Teil von dir bleiben. Aufstehen und Loslegen!

Was möchtest du in deinem Leben verändern und tust es dennoch nicht?

Warum bist du immer noch an diesem einen Punkt?

Warum kannst du dich nicht von dieser Gewohnheit/Person trennen, obwohl sie dir nicht gut tut?

Welche Entscheidungen treffe ich heute bewusst?

Gibt es einen schnelleren Weg zum Ziel?

Was ist überhaupt dein Ziel?

Bist du auf dem richtigen Weg?

Lohnt sich dieser Kampf und die Energie, die du investierst?

Befindest du dich auf einem Umweg?

Welche Handlungsweisen helfen dir dein Ziel schneller zu erreichen?

Hast du das Ziel aus den Augen verloren?

Wo willst du in einem Monat stehen?

Wo willst du in einem Jahr stehen?

Wie weit bist du schon gekommen?

Was kannst du optimieren?

Willst du wirklich gesund werden?

Sei geduldig mit dir selbst! Rückschläge werden kommen, aber sie werden weniger werden. Es bringt nichts über Stillstand oder Rückstand zu jammern, wenn du nicht aktiv etwas dagegen tust. Akzeptiere die Misserfolge und arbeite weiterhin an dir. Sei geduldig mit dir selbst. Wichtig ist nur, dass du dem eingeschlagenen Weg aus der Magersucht heraus treu bleibst.
Es ist auch vollkommen normal, dass du an manchen Tagen das Gefühl hast, nichts geht

vorwärts und alles irgendwie keinen Sinn macht. Du zweifelst an deinem Durchhaltevermögen und deiner Willenskraft. Das ist okay. Allerdings ist dieser Zweifel völlig unberechtigt. Mache dir bewusst, wie weit du schon gekommen bist und wohin du noch gehen wirst. Nimm dir deine schriftlich formulierten Glaubenssätze zur Hand und lies dir diese wiederholt durch. Visualisiere dein Ziel. Stelle dir dich in deinem gesunden Körper vor, in einem Kleid aus der Frauenabteilung in einer normalen Größe. Male dir die Farbe des Kleides aus. Stelle dir ganz genau das Muster vor und wie sich der Stoff anfühlen wird. Je genauer du es dir vorstellen kannst, desto besser.

Hat das Leben nach der Magersucht überhaupt einen Sinn?

„Wohin soll ich nun geh´n?“

„Wohin es dir gefällt,
wir sehen die kleine,
dann die große Welt.
Mein guter Freund,
das wird sich alles geben,
sobald du dir vertraust,
sobald weißt du zu leben.“

J.W. von Goethe „Faust“

Du bist nicht die einzige, die sich diese Frage stellt. Ich denke jeder oder jede Magersüchtige wird früher oder später an den Punkt kommen, an dem sie nicht weiß, wofür sie überhaupt noch leben soll. Ich war auch an diesem Punkt. Da sind Fragen wie:

Für was kämpfe ich überhaupt?
Ist es diese Anstrengung überhaupt wert?
Was hat das alles für einen Sinn?
Warum bin ich hier?
Was ist der Sinn meiner Existenz?
Warum wurde ich geboren?
Wie möchte ich der Menschheit in Erinnerung bleiben?

Das ist ganz normal. Der Weg ist sehr steinig und wird dich früher oder später vor scheinbar unüberwindbare Hindernisse stellen. Diese Hindernisse sind allerdings gut. Sie werden dir Anstöße liefern und dir den Sinn deines Lebensabschnittes zeigen.

Das Gute ist, dass du die Möglichkeit hast, deinem Leben einen Sinn zu geben. Während der Magersucht hat die Krankheit dir deinen „Sinn“ vorgegeben. Sie hat deinen kompletten Lebensinhalt bestimmt und dieser bröckelt nun immer weiter dahin. Deine Aufgabe ist es nun, neue Lebensinhalte zu finden, die dich glücklich machen und für dich Sinn machen. Um deinen Lebenssinn zu finden, musst du lernen, in dich selbst hineinzuhören. Du musst lernen, dir deiner selbst bewusst zu werden.

Vier Ideen, wie du deinem Lebenssinn etwas näher kommst:

Idee 1: Bestandsaufnahme.

Welche Ressourcen habe ich?
Was sind meine Werte und Prioritäten?
Was sind meine Rollen und welche Funktionen haben sie?
Was ist dein Geschenk für die Welt?

Du kannst dir außerdem Gedanken über deine Stärken und Schwächen machen. Erkenne diese und denke gründlich über sie nach. Du kannst auch andere bitten, deine Stärken zu beurteilen, sie mit ihnen zu üben und einzusetzen.

Was sind meine Stärken?
Wo kann ich meine Stärken außerhalb meiner gewohnten Situationen einsetzen?
Wo sehen andere meine Stärken?
Was sind meine besonderen Fähigkeiten?
Was kann ich gut?
Was kann ich nicht so gut?

Idee 2: Hilfreich kann eine Zukunftsreise sein. Stelle dir vor, du bist 70 Jahre alt und du begegnest deinem jetzigen Ich. Versuche dir diese Situation so genau wie möglich vorzustellen.

Was würde dir dein 70-jähriges Ich raten, was du mit deinem Leben anfangen solltest?
Von welchen Dingen würde dir dein 70-jähriges Ich abraten?

Was solltest du auf jeden Fall bis zu deinem 70. Geburtstag erlebt haben?
Wo würdest du deine Erfüllung finden können?

Idee 3: Hilfreich kann auch die Vorstellung sein, dass du dein Leben noch einmal komplett von vorne leben kannst.

Was würdest du erleben wollen?
Was wäre der Beruf, den du wählen würdest?
Mit welchen Menschen würdest du deine Zeit verbringen wollen?

Idee 4: Denke zurück an deine Kindheit.

Was hast du als Kind gerne gemacht?
Was hat dich die Zeit vergessen lassen?
Bei welcher Aktivität warst du im Flow?

Falls du immer noch keine Ahnung hast, was du mit deinem Leben anfangen sollst, wenn die Krankheit nicht mehr deinen Tagesablauf vorgibt, können folgende Anregungen hilfreich sein:

Was können sinnstiftende Dinge im Alltag sein?

- Es kann eine ehrenamtliche Tätigkeit in deiner Gemeinde oder in einem Verein sein
- Das Einkaufen für das ältere Ehepaar, das neben dir wohnt
- Das Blumen gießen für die Nachbarn, wenn sie wieder einmal über das Wochenende verreisen.
- Ein Buch oder ein Gedicht schreiben
- Der besten Freundin Zeit schenken und ihr zuhören
- Das Füttern und Pflegen eines Haustieres
- Deine Arbeit, die dich erfüllt
- Anderen Magersüchtigen helfen, gesund zu werden, indem du deine Erfahrungen teilst
- Einen Blog schreiben

Die Liste ist endlos erweiterbar.

Es könnte hilfreich sein, deine Freunde oder Familienmitglieder zu befragen, welche Tätigkeiten sie für dich als geeignet sehen.

Was machen deine Freunde oder Familienmitglieder ehrenamtlich neben ihrem Beruf?

Auch könntest du dich in deinem Ort oder in deiner Stadt informieren, was es für Möglichkeiten gibt, sich zu integrieren und zur Gemeinschaft beizutragen. Sicher wirst du bei deiner Recherche auf etwas stoßen, was dich ansspricht und was deinen Vorstellungen entspricht.

Wie kann ich meinen Perfektionismus ablegen?

Versuche nicht perfekt zu sein, denn du bist es schon.
Immanuel Kant

Perfektionismus gilt nicht ohne Grund als wichtigster Risikofaktor für Essstörungen, denn er beeinflusst alle Aspekte des Lebens. Menschen mit Anorexie sind sehr anspruchsvoll mit sich selbst und arbeiten teilweise besessen an Projekten oder an ihren persönlichen Zielen.

Es ist keinesfalls verwerflich ehrgeizig zu sein und viel Zeit und Energie in Dinge zu stecken. Erfolg hängt schließlich stark mit Disziplin zusammen. Problematisch ist es nur, dass die meisten Betroffenen ihr Selbstwertgefühl eng mit dem Erreichen dieser Ziele verknüpfen. Dies steht im Widerspruch dazu, dass Fehler immer und überall im Leben aufkommen können. Nicht perfekt zu sein ist schließlich menschlich.

Ich würde sagen, je perfekter wir sein wollen, umso unnatürlicher wirken wir, was wiederum zu Kritik von anderen Menschen führt. Und sollte Perfektionismus nicht eigentlich Lob nach sich ziehen?

Vier Tipps wie du deinen Perfektionismus ablegen kannst:

1. Perfektionismus ist eine innere unbewusste Überzeugung

Auch dein Perfektionismus wird von einer ganz bestimmten Haltung hervorgerufen. Diese lautet: „Ich bin nicht genug". Um den Perfektionismus abzulegen, musst du zu zunächst deine Gedanken beobachten.

Auf den Perfektionismus bezogene Gedanken könnten folgende sein:

„Nur wenn ich gute Noten schreibe, bin ich gut genug."
„Nur wenn ich die oder der Beste in XY bin, werde ich geliebt."
„Wenn ich nicht perfekt bin, dann bin ich nichts wert."
„Wenn ich etwas falsch mache, mögen mich die anderen nicht mehr."

Hast du deine negativen Überzeugungen gefunden, kannst du eine positive „Gegen-Überzeugung" entwickeln und diese durch ständiges Wiederholen in dir verankern.

2. Perfektionismus ist eine Illusion

Alles ist in einem ständigen Wandel. Nichts auf diesem Planeten kann ein endgültiges unübertreffliches Resultat darstellen. Es wird in jeder Hinsicht immer die Möglichkeit geben, etwas noch besser und perfekter zu machen. Du kannst dich nicht perfektionieren. Perfektionismus ist ein Ziel, das du nicht erreichen wirst.

Dir muss bewusst werden, dass deine Handlungen und dein Tun Prozesse sind, Prozesse der Weiterentwicklung aber niemals der Perfektion.

3. Muss ich immer 100 Prozent geben?

Perfektionismus raubt viel Zeit. Während man versucht eine Anforderung so perfekt wie möglich zu bewältigen, vergeht viel Zeit. Der Perfektionist versucht die Aufgabe nicht nur „sehr gut" zu lösen, sondern „perfekt" zu lösen. Doch in manchen Situationen ist diese Perfektion überhaupt nicht relevant. In manchen Situationen kann es sogar schädlich sein, wenn man an etwas mit 100 Prozent-Wunsch herangehst. Dies ist zum Beispiel der Fall beim Thema Ernährung und Sport. Hier löst der Perfektionismus Zwänge, Ängste und im schlimmsten Fall die komplette soziale Isolation aus. Differenziert man zwischen Anforderungen, die 100 Prozent verlangen und denen, die nur 80

Prozent verlangen, kann man Energie und wertvolle Lebenszeit sparen.

Reicht es aus, wenn ich 80 Prozent im Sport gebe oder muss ich 100 Prozent wie ein Spitzensportler geben?

Bin ich ein Spitzensportler?

Muss ich zu 100 Prozent auf meine Ernährung achten, obwohl ich auch mit 80 Prozent gesund und glücklich wäre?

Muss ich in der Schule oder in meiner Firma die besten Leistungen erbringen oder reicht es auch, wenn ich mir keinen Stress mache und nur ein „sehr gutes" Ergebnis abliefere?

Kannst du nicht auch mit niedrigeren Zielen glücklich zu sein?

4. Was habe ich bereits erreicht?

Viel zu oft konzentrieren wir uns nur auf die Dinge, die wir erreichen wollen und nicht auf die großartigen Leistungen, die wir bereits erbracht haben. Der Wunsch immer besser und erfolgreicher zu werden, lässt uns vergessen, wer wir gerade im Moment sind.

Führe dir einmal bewusst vor Augen, was du schon alles in deinem Leben erreicht hast. Ist dein Leben nicht so wie es ist schon perfekt? Perfekt „unperfekt"?

Sei dankbar für alle Leistungen und Erfahrungen die du schon geliefert und gesammelt hast. In dieser Dankbarkeit wirst du feststellen, dass du dich in einigen Sachen nicht noch mehr optimieren musst, weil deine Leistung bereits völlig ausreicht.

Hast du dich dazu entschlossen deinen Perfektionismus abzulegen, ist es wichtig, dass du nicht versuchst im „Nicht-Perfekt“ sein perfekt zu sein. Perfektionismus sollte niemals zu einem Zwang werden. Vielmehr sollten Optimierungen Spaß machen.

Wie empfinden Familienmitglieder meine Krankheit?

Ich möchte mir nicht vorstellen, wie schmerzhaft es ist, hilflos zu sehen, wie das Kind immer weniger isst und fast nur noch aus Haut und Knochen besteht. Ich möchte selbst nie in so eine Situation kommen, eine Tochter zu haben, die am gedeckten Esstisch verhungert. Ich habe meine Mutter dazu überreden können, einen Text zu schreiben, in dem die andere Seite der Krankheit deutlich wird:

„Ich habe fast zwei Jahre mit der Magersucht meiner Tochter Annika gelebt. Ihre Krankheit war irgendwann nicht mehr zu übersehen. Sie zeigte sich im merkwürdigen Ess- und Sportverhalten sowie natürlich in der Gewichtsabnahme. Aus einem hübschen jungen Mädchen wurde ein spindeldürrer Teenager. Dass dies nicht mehr gesund war, war allen in der Familie und im Freundeskreis klar. Doch an Annika kamen wir mit unseren Sorgen nicht heran. Es hatte eine Zeit begonnen, die unglaublich belastend war. Auch unsere Gedanken kreisten zunehmend ums Essen und bestimmten unser Leben. Hat Annika schon etwas gegessen? Wie viel hat sie gegessen?

Gemeinsame Mittagessen gab es in der früher gewohnten Form nicht mehr. Annika verweigerte entweder die „ungesunde“ Mahlzeit oder beendete das Essen nach einer Mini-Portion. Restaurantbesuchen oder gar dem Besuch einer Eisdiele gingen Diskussionen voraus, so dass sie fortan unterblieben. Alle Versuche, Annika normales Essen in irgendeiner Weise schmackhaft zu machen und sie von ihrem „Kalorienwahn“ abzubringen, waren zunächst zum Scheitern verurteilt.

Gespräche mit Verwandten und Freunden gingen wir gerne aus dem Weg. Sie brachten schnell zur Sprache, was wir schon längst wussten: Annika hat ein Gewichtsproblem. Es fiel mir als Mutter unglaublich schwer mit anderen darüber zu sprechen. Ich konnte nicht verstehen, warum ein Mädchen, von dem ich glaubte, dass es intelligent sei, sich so selbstzerstörerisch verhält. Ich konnte nicht verstehen, warum sie nicht auf meine Ratschläge hörte und wieder normal aß. Ich hoffte Tag für Tag, dass sie endlich wieder die alte Annika würde. Diese Hoffnung hat mir die Kraft gegeben, diese schwere Zeit mit Annika durchzustehen.

Irgendwann ging es Annika wirklich schlecht. Ich rechnete fast täglich damit, dass sie zusammenbrechen würde. Ich ließ sie ungern aus dem Haus und versuchte sie nach

Möglichkeit zu begleiten. Dabei nutzte ich jede Gelegenheit, um mit Annika zu sprechen und sie zu kleinen Verhaltensänderungen zu bewegen. Da war es gut, dass man nicht wusste, welch „kranke“ Gedanken Annika sonst noch in ihrem Kopf herum gingen. Einiges habe ich erst aus dem Skript zu diesem Buch erfahren, und ich bin froh, dass ich es damals nicht wusste.

Letztendlich scheinen unsere mahnenden Worte doch irgendwann bei ihr angekommen zu sein, und ich merkte, dass sie sich über Äußerungen anderer Leute bezüglich ihres Aussehens ärgerte genauso wie über unsere (völlig unnötige) Androhung, sie in eine Klinik einzuweisen. Sie begann eine Veränderung durchzumachen, die letztlich doch überraschend kam. Ich hatte eigentlich nicht mehr daran geglaubt, dass sie sich eingesteht, ein Problem (Magersucht) zu haben. Ich erinnere mich noch gut an den Abend, an dem Annika zum ersten Mal davon sprach, zunehmen zu wollen. Wir setzen erste Gewichtsziele für die nächsten Wochen. Es ging jetzt nicht mehr ums Abnehmen oder Gewicht halten, es ging ums ZUNEHMEN. Es war ein überwältigendes Glücksgefühl, das ich damals verspürte und eine unglaubliche Erleichterung.

Es kamen Wochen und Monate, in denen wir Annikas Essverhalten wieder misstrauisch beäugten. Immer wieder hatten wir die Befürchtung vor Augen, sie könne es nicht schaffen und zu wenig essen. Es konnte gar nicht schnell genug gehen, sie zunehmen zu sehen. Es war schön, sie wieder essen zu sehen, auch wenn wir manchmal den Kopf darüber schütteln mussten, was sie mittlerweile in großen Mengen zu sich nahm.

Es hat lange gedauert bis Annika ihren Weg aus der Magersucht fand und erfolgreich durchlaufen hat. Sie ist letztendlich gestärkt aus der Magersucht hervorgegangen. Doch nicht alle haben so viel Glück..."

Epilog

Es gibt Momente in meinem Leben, da frage ich mich, wie mein Leben ohne die Krankheit verlaufen wäre.

Was würde ich heute studieren, wenn ich nicht essgestört gewesen wäre?
Würde ich überhaupt studieren?
Hätte ich überhaupt mein Abitur geschafft?
Wäre ich ohne meine Magersucht jemals zufrieden mit meinem Körper gewesen und hätte mich in ihm so wohl gefühlt wie jetzt?

Eines ist sicher. Dieses Buch wäre nie entstanden. Somit hätte ich auch nie die Möglichkeit bekommen, mein Wissen über die Magersucht mit anderen Menschen zu teilen.

Auch die Wahrscheinlichkeit, dass ich über andere Wege zu diesen Einstellungen gegenüber mir und der Welt gekommen wäre, halte ich für sehr gering. Diese Art von Erfahrung war für mich unabdingbar, um mich intensiv mit mir selbst zu befassen und mich weiterzubringen. Ich musste erst auf schmerzhafte Weise erfahren, dass ich nur ein Leben habe und dieses schätzen sollte. Gleichzeitig habe ich gelernt, dass mein Leben ein ständiger Koordinationsprozess ist. Ab und an muss man seine Komfortzone verlassen, um sich weiter zu entwickeln und das scheinbar Unüberwindbare zu erreichen. Hierbei ist der Glaube an mich selbst wichtig. Es ist der Glaube daran, dass ich alles erreichen kann, was ich möchte.

Und genau das kannst du auch.

Ich hoffe, du konntest viele Dinge für dich mitnehmen und ich würde mich freuen, wenn dir der ein oder andere Tipp weitergeholfen hat. Lass mich das gerne wissen! Ich freue mich über jede Art von Feedback.

Wie bin ich erreichbar?

Über Email:

annikaschraud@outlook.de

Über YouTube:

Annika Schraud

Über Instagram:

annikaschraud

ciaomagersucht

Dankbarkeit

Ich bin unglaublich dankbar für die Menschen, die mich trotz meines Zustandes unterstützt haben und weiterhin an mich geglaubt haben.

Man darf nie vergessen, dass hinter einem Buch nicht nur ein Autor steht, sondern viele Menschen, die alle einen kleinen Teil dazu beigetragen haben, diese Seiten zu füllen. Viele verschiedene Menschen aus meinem Umfeld haben mich unterstützt und diese Publikation erst möglich gemacht. Ich bin froh, dass ich Freunde habe, die mir dabei geholfen haben, meinen Traum – dieses Buch zu veröffentlichen – Wirklichkeit werden zu lassen.

Im Folgenden möchte ich mich bei allen bedanken. Ich hoffe, ich habe niemanden vergessen.

Danke an Nikolai, der sich an dem ein oder anderen Abend neben mich gesetzt hat und mit mir mein Notizbuch mit neuen Glaubenssätzen und Ideen gefüllt hat.

Danke an Felix, der mir den nötigen Schub gegeben hat, meine Wörteranzahl innerhalb von drei Wochen zu verdoppeln. Danke auch für die Zeit, die er für die Korrektur investiert hat.

Danke an Sophia, die mehrmals ihren roten Stift geschwungen hat, um meinen Rechtschreibfehlern an den Kragen zu gehen.

Danke an Martina, die mich zum Ende hin ermutigt hat, mit diesem Buch an die Öffentlichkeit zu gehen.

Keinen geringeren Anteil an der Fertigstellung haben auch Johanna, Lukas, Joshua und Nico.

Ich bedanke mich bei allen, die mir Mut zugesprochen haben und sich mit dem Thema Magersucht beschäftigt haben, obwohl es für sie nicht relevant ist.

Besonderer Dank geht allerdings an meine Mutter, die unendlich viele Stunden damit verbracht hat, mir zu helfen, meine Geschichte zu veröffentlichen. Viele Menschen würden behaupten, dass sie eine gute Mutter haben. Ich habe die Beste, mit Abstand.

Für was seid ihr dankbar? Wem wollt ihr „Danke“ sagen? Schnappt euch euer Telefon und ruft eure Lieblingsmenschen an. Sagt ihnen, wie sehr ihr sie liebt und was sie so besonders macht und schenkt ihnen noch heute ein Stück Lebensfreude.

Ich bin dann mal telefonieren...

Quellen

Verschiedene Bücher, schriftliche Berichte im Internet und diverse YouTube Kanäle haben mich auf meinem Weg gesund zu werden begleitet. Aus ihnen konnte ich viele Anregungen gewinnen, um mich weiterzuentwickeln.

Im Folgenden sind alle Adressen angegeben, die zur Verwirklichung meines Buches und meiner Selbst beigetragen haben. Ich hoffe, dass auch du von ihnen profitieren kannst und sie dein Leben bereichern können.

Internetadressen:

https://www.destatis.de/DE/Themen/Gesellschaft-Umwelt/Gesundheit/Glossar/body-mass-index.html

https://www.selbstbewusstsein-staerken.net/opferrolle-ablegen/

https://www.durchdickundduenn-freiburg.de/index.php/essstoerungen/fuenf-stufen

https://www.netdoktor.de/krankheiten/magersucht/

Empfehlungen YouTube Kanäle:

https://www.youtube.com/channel/UCT3VhoB8A_ta85LsKfi5JdQ

Empfehlungen Blogs:

https://www.andrea-hein.de/2017/11/08/die-magersucht/

http://www.magersucht.de/erfahrung/klinik.php

https://erliebe-dich.de/

Weitere Bücher über Magersucht:

Biermann, Brigitte: Engel haben keinen Hunger- Katrin L.- die Geschichte einer Magersucht, Originalausgabe, Beltz Verlag, Langensalza 2006.

De Rossi, Portia: Das schwere Los der Leichtigkeit- Vom Kampf mit dem eigenen Körper, mvg Verlag, München 2011.

Eckmann, Nadine: Goodbye Magersucht- Mein Kochbuch für ein neues Leben, 1. Aufl., Georg Thieme Verlag, Stuttgart 2018.

Fechner, Annika: Hungrige Zeiten- überleben mit Magersucht und Bulimie, 2. Aufl., C.H.Beck, München 2007.

Fehér, Christine: Dann bin ich eben weg - Geschichte einer Magersucht, cbt Verlag, München 2016.

Frommert, Christian; Clasen, Jens: "Dann iss halt was!"- Meine Magersucht – wie ich gekämpft habe – wie ich überlebe, Mosaik Verlag, München 2013.

Herbst, Gesa: Fremd-Körper, 2. Aufl., Rowohlt-Taschenbuch-Verlag, London 2001.

Pape, Laura: Lebenshungrig- mein Weg aus der Magersucht, 1. Aufl., Schwarzkopf&Schwarzkopf, Berlin 2013.

Petermann, Franz: Essstörungen bei Jugendlichen vorbeugen, 1 Aufl. Hogrefe Verlag GmbH & Co. KG, Göttingen 2015.

Über die Autorin

Annika Schraud kann nach drei Jahren der Magersucht endlich ein Leben ohne Zwänge und Ängste führen. Sie schreibt von ihrem persönlichen Weg aus der Krankheit, was sie daraus gelernt hat und wie andere ihrem Vorbild folgen können.

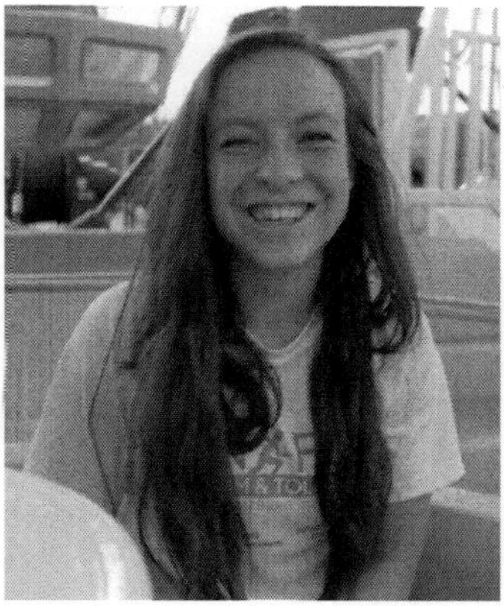

Ciao Magersucht! ist ihr erstes Buch. Zu ihren großen Leidenschaften gehören: Anderen Menschen helfen, ihr Bestes geben; Sport treiben sowie die Liebe zur Natur und zu Hunde

Jeder Mensch erlebt irgendwann seine eigene höchstpersönliche Krise und dadurch seine einzigartige Chance.

Eva-Maria Sanders

45896700R00125

Printed in Poland
by Amazon Fulfillment
Poland Sp. z o.o., Wrocław